一 板 一 刮

主编 / 王富春　单纯筱

编委 / 曹　方　朱宇生

绘图 / 王　旭

中国中医药出版社

·北　京·

图书在版编目（CIP）数据

一板一刮小妙招 / 王富春，单纯筱主编．—北京：中国中医药
出版社，2016.8

（中医小妙招丛书）

ISBN 978-7-5132-3105-3

Ⅰ.①一… Ⅱ.①王…②单… Ⅲ.①刮搓疗法 Ⅳ.① R244.4

中国版本图书馆CIP数据核字（2016）第011328号

中 国 中 医 药 出 版 社 出 版

北京市朝阳区北三环东路28号易亨大厦16层

邮政编码 100013

传真 010 64405750

北京瑞禾彩色印刷有限公司印刷

各地新华书店经销

*

开本 880×1230 1/32 印张 4 字数 88 千字

2016年8月第1版 2016年8月第1次印刷

书 号 ISBN 978-7-5132-3105-3

*

定价 20.00元

网址 www.cptcm.com

前言

刮痧疗法是我国劳动人民在长期同疾病斗争的过程中总结的一套方式独特却又行之有效的治疗方法。安全可靠，操作便捷，易于掌握，在我国民间广为流传。

刮痧疗法同其他针灸疗法一样，起源于远古时期，迄今已有几千年历史。砭石是大家所熟悉的针灸发展史上最原始的针具，它的作用是在人体表面进行压、刮、划等操作，是一种非常简单的工具，也是刮痧治疗最原始的工具。据考古资料证明，砭石最早出现于新石器时代。刮痧治病的病历最早见于《扁鹊传》中。到了唐代，人们已运用萱麻来刮治疾病。到了明代，有关刮痧治病的记载更加详尽、具体了。20世纪60年代上半期，我国中医界人士对刮痧疗法进行了继承及整理工作，出版了刮痧疗法的小册子。1976年10月后，随着国家政策的稳定，中医学术活动得到了发展，刮痧疗法也逐渐与西医学相结合，以崭新的面目回归历史舞台。

由于种种历史和文化原因，刮痧这种实用的技术常被认为是医道小技，难登大雅之堂。然而近些年来，维护人体的自然生态、无毒副作用、易于被人们接受和有效的绿色疗法成为医学发展的重要方向，其中刮痧疗法就备受推崇，受到社会的青睐，成为一种开展自我保健、家庭医疗的济世良法，且已逐步发展为一门独特的临床保健治疗学科。

在认真回顾我国刮痧治病的发展历史、系统整理古今有关刮痧治病的文献，总结前人在刮痧治病方面的有效经验之后，我们编写了本书，旨在降低人民大众在日常"小毛病"上的医疗成本，减少患者的生理、心理负担，同时更有效地普及刮痧知识及其日常应用。

本书选择的病种都是现代生活中常见的疾病，汇集了生活中常见的内科、外科、妇科、儿科、五官科和其他疾病常用的"一板一刮"的治疗方法和注意事项，并分为"小案例""小妙招"和"小提示"三个部分开展，覆盖面广，实用性强。用词简单明了，抛开生硬晦涩的学术用语，通俗易懂，更贴近人民大众，亲切友好的措辞一定会使您手不释卷。且本书图文并茂，易于学习掌握，适合任何年龄段的成人阅读。

本书不仅可作为家庭备用的医疗保健手册，还可作为中医爱好者、中老年爱好保健的朋友们的业余生活读物，也可作为青年医师及中西医医学生良好的中医知识拓展读物。

王富春

2015 年 9 月

目录

一板一刮小妙招

"小案例"——假期"中彩"的李女士

　　清明小长假的第一天，李女士和两个闺密出去郊游。俗话说，天有不测风云，早上好好的天儿，没到中午就下起了小雨，可三个人谁也没有带雨伞。好在雨不是很大，索性雨中漫步，也很惬意。回到家洗了一个热水澡，李女士很早就休息了。第二天早上起床时，李女士的心情糟透了，因为感觉全身酸痛，还有些发烧，也没有心思吃早饭，好在还有两天假期，不用上班。和两位闺密联系后，发现只有自己"中了彩"。其中一位说如果不是很严重给她来刮痧，这倒让平时就对吃药非常为难的李女士眼前一亮。闺密在她背部风池、大椎穴所在的位置和脊柱两侧涂了些温开水，用刮痧板刮出了一些"痧点"，李女士顿感全身症状明显减轻，次日又刮了一次后，症状基本消失了。

"小妙招"——巧用风池、大椎

　　风寒感冒症见恶寒重、发热轻、无汗、鼻流清涕、口不渴、舌苔薄白，治以疏风散寒。风池穴为足少阳胆经与阳维脉交会穴，可疏风散寒；督脉之大椎穴可退热。刮痧时，先刮后头部风池，再刮颈部大椎，之后刮脊柱两侧足太阳膀胱经所循部位，采取泻法，大椎穴所在的部位可放痧。风池穴位于脖子和后头部的连接处（即当枕骨之下，胸锁乳突肌与斜方肌上端之间的凹陷处）。如图所示，在我们后枕部的凹陷处就是风池穴了。大椎穴位于第7颈椎棘突下凹陷中，取穴时正坐低头，约与肩平齐。

"小提示"——感冒刮痧要及时

● 刮痧治疗前应选择保暖、避风的地方，刮痧时争取多出痧，刮完饮温水一杯，并适当休息片刻。

● 感冒是我们日常生活中常见的轻微疾病，只要能及时而恰当的处理，即可较快痊愈，但对老年、婴幼、体弱患者或时感重症，必须加以重视，注意有无特殊情况，防止发生传变，或同时夹杂其他疾病。

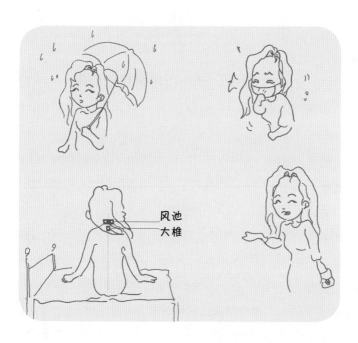

风池
大椎

"小案例"——感冒咳嗽的王先生

身为办公室文秘的王先生平时积极锻炼身体，一直都感觉自己的身体素质很好。几天前因熬夜加班赶写一篇文稿，受凉感冒后出现头痛、咳嗽、鼻塞、流涕，由于工作繁忙，没有时间去医院看病，自己便口服复方甘草片、羚羊感冒片等药，头痛、鼻塞等症状逐渐缓解消失，但咳嗽仍未见好转，并且有日益加重的趋势，使他无法静心工作。同事的中医朋友，建议采用刮痧治疗，于是便请同事为其刮痧，在刮拭中竟无气逆感，亦无咳嗽。次日便感觉少有干咳，稍加饮食调理，症状基本消失。

"小妙招"——巧用刮痧治咳嗽

外感咳嗽多因在天气冷热失常、气候突变的情况下，外邪从口鼻而入，或从皮毛而受，常伴鼻塞、流清涕、头痛、肢体酸楚、恶寒、发热、无汗等症状。大椎穴位于第7颈椎棘突下凹陷中，取穴时正坐低头，约与肩平齐，可疏泄阳邪而退热。肩井穴位于肩上，当大椎与肩峰端连线的中点，乳头正上方与肩线交接处。取肺俞穴时，患者取坐位或俯卧位，先找到颈项部最突出的棘突，即第7颈椎棘突，向下沿棘突逐个触摸至第3胸椎棘突下，旁开1.5寸就是此穴。风门穴位于背部，从大椎向下的第2个凹陷（第2胸椎与第3胸椎间）的中心，左右大约各2cm处（或以第2胸椎棘突下，旁开1.5寸）。刮痧时先刮颈部大椎，再

"小提示"——咳嗽预防很关键

● 刮痧前后都要饮少量温水，刮痧过程中要密切注意患者的呼吸状态。

● 对于咳嗽的预防，首应注意气候变化，做好防寒保暖，避免受凉，饮食不宜甘肥、辛辣及过咸，戒烟酒，适当参加体育锻炼，以增强体质，提高抗病能力。

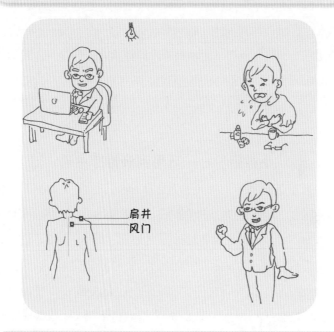

刮背部的风门、肺俞、肩井。先在要刮的部位涂上刮痧介质，然后用刮痧工具直接接触患者皮肤，在上述穴位区域部位进行反复刮拭，至皮下出现痧痕为度。

"小案例"——体育课上中暑的小张

夏秋之交，天气闷热，20岁的小张在参加篮球比赛时，突然感觉头痛、头晕，胸闷、恶心，伴身热、少汗、心悸，全身疲乏，肌肤灼热，两眼发花，不一会儿，突然昏倒在地。把在场的同学们吓坏了，大家立即将他移至通风阴凉处，赶紧打电话叫来了校医。校医说是因为天气太热，导致中暑，即取出医疗箱里带的刮痧板，施以刮痧治疗。先刮风府、哑门，然后用三棱针放血大椎穴，再刮背部膀胱经，最后刮前臂内关、合谷穴。不一会儿便慢慢好转，告知回寝室用淡糖盐水频频饮之，并让身边同学密切观察病情变化，休息24小时而愈。

"小妙招"——巧用刮痧治疗中暑

中暑是因夏季气温炎热，人体体温调节功能失常，而发生的急性病变，症状轻微者出现头晕、头痛、耳鸣、眼花、浑身无力及步态不稳。严重者常突然昏倒或大汗后抽风、烦躁不安。风府穴位于头项部，后发际正中直上1寸，枕外隆突直下，两侧斜方肌之间凹陷中；哑门穴在项部后正中线上，第1、2颈椎棘突之间的凹陷处（后发际凹陷处）；大椎穴位于第7颈椎棘突下凹陷中，取穴时正坐低头，约与肩平齐，可疏泄阳邪而退热；人体后背脊柱两旁（1.5寸）即为膀胱经循行的部位，可疏泄阳明、解暑清热；内关在腕横纹上2寸，手臂两筋之间，可清心除烦、

"小提示"——夏日劳动要有度

● 夏日应加强劳动、生活、工作等场所的防暑、降温、通风，合理安排活动和休息时间，避免活动强度过大或时间过长，加强个人防护。

● 高温作业人员应供给含盐、钾的清凉饮料，也可选用中药藿香、佩兰、香薷等煎汤代茶饮，以祛暑解热。

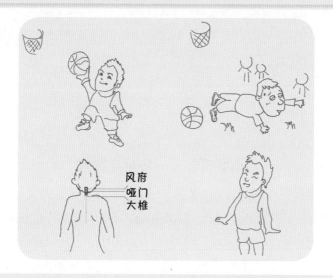

和胃降逆止呕；将拇、食指合拢，在肌肉的最高处即是合谷穴，可治头痛、发热。刮痧时端坐，头向前俯，从颈项部风府、哑门二穴开始，沿脊柱两侧膀胱经自上而下徐徐刮之，刮出 2cm 左右宽的长条形紫黑色痧斑，最后刮前臂内关、合谷穴。出痧后让患者饮一杯温开水（淡糖盐水），休息 15～20 分钟再离开。

4 哮 喘

"小案例"——被哮喘困扰的邱女士

秋末冬初，天气突变，季节转变，常导致很多疾病高发。邱女士患有哮喘，时常因为天气变化而发作，极大地影响了她的正常生活。前几天由于降温下雨，邱女士一时没注意，老毛病便复发了，出现气促、胸闷、张口抬肩，躺在床上不能平卧，特别是晚上，症状就会加重。家人按照上次去中医门诊看病时医生的操作方式，拿起刮痧板，在其背部"定喘穴"处刮了起来，不一会儿邱女士便觉得舒服多了，经过两天的持续刮拭，喘息慢慢减轻，逐渐恢复了正常。

"小妙招"——巧用定喘穴

哮喘是一种呼吸系统疾病，以突然发作、呼吸喘促、喉间哮鸣有声，甚至张口抬肩，鼻翼翕动，呼吸困难为特征的疾病。定喘穴是治疗哮喘的经验穴，当出现呼吸困难，喉间有哮鸣音，甚至张口抬肩，鼻翼翕动的症状时，就可以小小应用一下定喘穴。在背部，第 7 颈椎棘突下（即大椎穴），旁开 0.5 寸，如图所示，在颈后大椎穴旁就是定喘穴了。哮喘发作期，我们就刮定喘穴，出现紫红色痧点为止。刮痧时，刮痧板要沿着身体的纵线由上而下刮动，用力要均匀、适中。刮拭结束后饮一大杯温开水帮助新陈代谢。

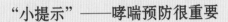

"小提示"——哮喘预防很重要

● 刮痧前，需对要刮的部位消毒。喘重的患者要配合使用止喘药。刮前选择保暖避风的房间，刮痧过程中尽量减少对患者的打扰，刮痧后要避风寒，喝杯温开水，休息片刻再进行其他活动。

● 哮喘患者，要注意保暖，防止感冒，重视预防。忌食易引起哮喘病发作的食物，如生冷、肥腻、辛辣、海鲜等。防止过度疲劳和精神刺激；戒烟。

● 针灸、割治、埋线等疗法对本病也有一定的效果，可综合应用，以提高疗效。

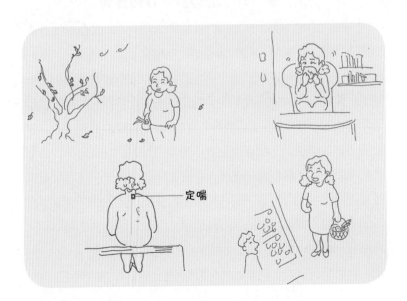

定喘

"小案例"——贪食冰棍引起胃痛的小林

炎炎夏日，小卖店售货员小林十分忙碌，大汗淋漓，也顾不上擦，为了享受凉爽的快感，便多吃了几根冰棍予以解热，不一会儿便感觉胃部疼痛，随着时间的推移，疼痛逐渐加剧，出现恶心欲吐，站立不稳的症状，痛苦不堪。身边妻子见状，赶紧打车将其送往附近的诊所。经诊断，是吃冰棍导致急性胃痉挛。大夫拿起刮痧板在其腹部从中脘穴刮至脐中，之后又刮内关、梁丘、足三里、公孙等穴，半小时后症状逐渐消失。小林两口满面欢喜而去，又抓紧到小卖店招呼来往的顾客了。

"小妙招"——刮痧治疗胃痛显奇功

胃痛又称胃脘痛，是由身体感受外部邪气，或自身情志受到伤害，使人体脏腑功能失调等导致气机郁滞，胃失所养，从而引起的胃部疼痛。在我们腹部两块肋骨交点到肚脐连线的中点处便是中脘穴。内关穴在我们手臂腕横纹上三个手指宽的地方，位于两筋中间。当我们正坐屈膝时，在膝盖上外缘的上部2寸，当髂前上棘与膝盖外上缘连线上有个凹陷的地方，就是梁丘穴。在我们小腿前面能摸到有一点棱角，像家里菜刀刀背一样的骨头叫胫骨，摸到这个骨头后，用大拇指的指腹从下往上推，当感觉推不动的时候，拇指所在的地方就是足三里穴。在我们足内侧，一般都有一块突出的小骨头，在它的下面是太白穴，太白穴后一指的距离即是公孙穴。刮痧时先刮腹部中脘至脐中，重刮中脘，再

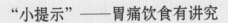

"小提示"——胃痛饮食有讲究

● 刮痧前要进食少量温食，刮痧时身体要呈半卧或头部稍高于躯干部。

● 重视精神与饮食方面的调摄，保持精神愉快，性格开朗，劳逸结合。

● 切忌暴饮暴食，或饥饱无常，以少食多餐、清淡易消化为原则。

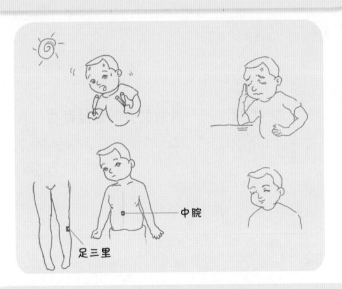

中脘

足三里

刮前臂内关，然后刮足内侧的公孙，最后从梁丘刮至足三里。以皮肤出现红、紫、黑斑为度，一般每穴刮拭时间为 3 ~ 5 分钟。经刮痧治疗后立即排气，疼痛缓解，再饮白开水 200ml，半小时后症状逐渐消失。

"小案例"——贪吃烧烤惹下祸

小王是一位销售员，一天晚上陪客户吃烧烤，为了增强交流的氛围，大家都多喝了几瓶啤酒。小王这几天一直在忙工作，每餐都没按时吃，加上喝凉啤酒，不一会儿腹部便觉得疼痛起来，逐渐就觉得恶心、呕吐起来，腹部也越来越痛，坚持不住，用手捂着腹部，额头直冒汗珠，一连去了好几次厕所，也未见好转。大家见状，急忙将其送到附近的诊所。医生在其后背、上肢和下肢用刮痧板进行刮痧，不一会儿便出现许多痧点，小王的疼痛和呕吐也得到了缓解。

"小妙招"——危急关头刮痧显奇功

急性胃炎是由饮食不节、食物冷热不调或者误食不洁的食物导致的急性胃肠道黏膜弥漫性炎症。采用刮痧治疗可选取胃俞、大肠俞部位，天枢、气海部位，上肢部的内关，下肢部的足三里处。胃俞穴在人体的背部，当第十二胸椎棘突下，左右旁开两指宽处；大肠俞在腰部，当第4腰椎棘突下，左右旁开两指宽处；天枢位于人体中腹部，肚脐向左右三指宽处；在我们小腿前面能摸到有一点棱角，像家里菜刀刀背一样的骨头叫胫骨，摸到这个骨头后，用大拇指的指腹从下往上推，当感觉推不动的时候，拇指所在的地方就是我们要找的足三里穴了。刮痧前先在要刮的部位涂抹些红花油，先刮背腰部，再刮上肢下肢腧穴，各穴以局部起痧为度。

"小提示"——刮痧之前需禁食

● 刮痧前要饮用少量温水，不能进食，刮痧过程中嘱患者不要紧张，尽量放松以免病发，刮痧后要休息一会，方能行动。平时要调节饮食。

● 采用刮痧治疗的同时，必须祛除病因，嘱咐患者卧床休息，大量饮用糖盐水，症状较轻者可进食流质易消化饮食，重者应禁食。

● 如因吐泻，造成脱水、酸中毒者，应及时配合静脉补液和纠正酸中毒。

● 平时应注意饮食卫生，不吃腐败变质食物。

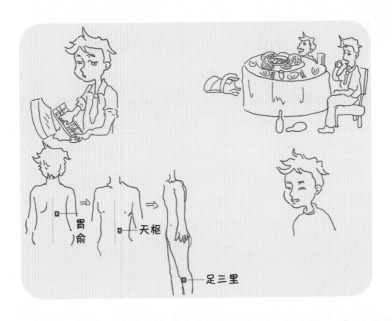

7 消化不良

"小案例"——食欲不振的小华华

五岁的华华非常可爱，总能给一家人带来欢乐。可最近几天，华华不怎么爱吃东西，也没有精神，奶奶用尽各种方法哄着才吃一点，可不一会便吐了出来，随之便拉稀，粪便中夹杂着没有消化的食物。一家人急坏了，使用了很多方法，医院也跑了好几家，总不怎么见效。隔壁的王奶奶来串门，告诉奶奶一个"绝招"：采取刮痧治疗，也避免了小孩子们不爱吃药的麻烦。奶奶便在王奶奶的指导下，在华华的后背相应的脾俞、胃俞和足三里、天枢部位进行刮拭，不一会便刮出"痧点"。两次刮痧治疗之后，小华华便恢复了正常，有说有笑，一家人又欢乐了起来。

"小妙招"——胃经腧穴有奇效

消化不良是消化系统本身的疾病或其他疾病所引起的消化功能紊乱症候群。常因暴饮暴食，时饥时饱，偏食辛辣、肥甘或过冷、过热、过硬的食物所致。主要表现为腹胀不适、嗳气、恶心呕吐、食欲不振、腹泻便秘、食物不消化等症状。脾俞穴和胃俞穴均在人体的背部，分别当第十一和十二胸椎棘突下，左右旁开两指宽；天枢位于人体中腹部，肚脐向左右三指宽处；在小腿前面能摸到有一点棱角，像家里菜刀刀背一样的骨头叫胫骨，摸到这个骨头后，用大拇指的指腹从下往上推，当感觉推不动的时候，拇指所在的地方就是足三里穴；中脘穴位于脐上 4 寸，当胸骨下

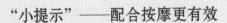

"小提示"——配合按摩更有效

● 刮痧前仅能食用少量温热食物，不能暴饮暴食。刮痧后要自我按摩腹部以促进消化。

● 平时应注意饮食有节，不可过饱，忌食肥甘厚味及苦寒之物。

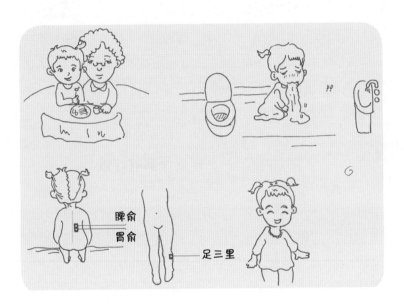

端和肚脐连接线的中点。可先刮后背的脾俞、胃俞，用手指点揉腹部的中脘、天枢，局部酸胀为度；再刮下肢部的足三里穴，刮痧各穴以出痧为度。

"小案例"——生气带来大痛苦

李大爷患胆囊炎多年，虽然平时一直坚持吃药，但总在劳累、饮酒、情绪波动后发作，病情时轻时重。前两天因为孙子上学的事情和老伴拌了嘴，一着急便犯病了，右上腹开始疼痛，早餐之后疼痛加剧，难以忍受，并有向肩背部放散的感觉，痛处拒按，还有恶心、呕吐的症状。老伴见状，不断自责，在服用药物后，为了让老李尽快缓解疼痛，拿出家里早已备好的刮痧板，在其后背和胸部相应部位刮拭起来，慢慢地，疼痛逐渐消失，第二天又在背部和胸部、下肢部相应部位进行刮痧，解除了李大爷这次胆囊炎的发作。

"小妙招"——疼痛缓解有疗效

胆囊炎是胆管系统疾病的常见症状，多因情志不畅、饮食不节等原因导致肝胆之气郁结，由气郁而致血瘀，瘀而化热，热与脾湿蕴结，则成肝胆湿热之证。胆气不通则痛，胆汁逆溢肌肤而发黄。由于胆道阻塞，胆囊收缩时胆汁排出受阻而浓缩，其中的胆盐刺激胆囊黏膜而发生剧烈疼痛。同时可伴有上腹闷胀、食欲不振、嗳气、恶心、呕吐、黄疸等症状。本病用刮痧治疗有很好的作用，发作期可在背部的天宗、胆俞部位进行刮痧，之后刮胸部的期门、日月等处。缓解期可先刮背部的胆俞、胸部的日月及腹上区，然后刮下肢部的阳陵泉、胆囊穴、光明、丘墟。刮痧时可用红花油作为介质，各穴均以局部刮出痧为度。

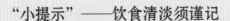
"小提示"——饮食清淡须谨记

● 刮痧治疗本病宜于慢性期治疗。急性发作者尽量采用药物疗法。慢性发作者术后不能饮酒或食用含油脂高的食品。

● 平时应注意饮食清淡，避免暴饮暴食，少食油腻、油炸食品，少饮酒，保持心情舒畅。

● 注意饮食卫生，积极防治肠蛔虫病。

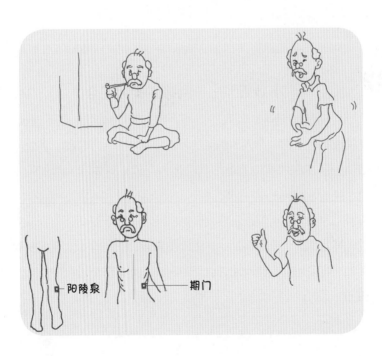

"小案例"——打嗝的老罗

老罗已五十多岁了，身体一直很好，可自从半年前不知什么原因犯上了"打嗝"这一烦恼的毛病。开始也没在意，前几天因工作不顺心，"打嗝"症状逐渐加重，并伴有胸闷、时常叹息，也用了一些日常的方法，但均不见效，老罗也就开始担忧起来了。老罗因为工作时间忙，便在下班之后采用刮痧治疗，经过三天治疗，打嗝逐渐消失，坚持治疗1周后，没有再犯。

"小妙招"——刮痧点揉相配合

打嗝又称呃逆，以气逆上冲，喉间呃呃连声，声短而频，连续或间断发作，令人不能自制为主症。刮痧治疗打嗝，见效比较快，可在施术部位涂上红花油作为介质，可先刮后背部的膈俞、肝俞，胸部的膻中穴这些部位。上腹部的中脘穴、呃逆穴，前臂的内关穴处可施以刮痧或者点揉。在膈俞、肝俞、中脘、呃逆穴等处刮痧可采用平刮法，以刮出痧点为止。膻中穴及前臂的内关穴处采用向下竖刮法，以局部起痧为度，整个过程手法不宜过重。

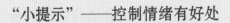

"小提示"——控制情绪有好处

● 刮痧前后都要饮少量温水，刮痧中要调整好患者的呼吸。

● 情绪不好会引发打嗝，打嗝经久不愈使患者焦躁烦恼，这又会加重膈肌痉挛。因此，对患者来说，保持心情舒畅十分重要。

● 禁食生冷食品，包括生拌冷菜及水果、煎炸、难消化的食品也不宜多吃。

● 食量以无饱胀感为好，餐次可增加。

● 刀豆、生姜、荔枝、枇杷、饴糖（麦芽糖）等食物有温胃通气止嗝作用，受寒者可适量选择食用。

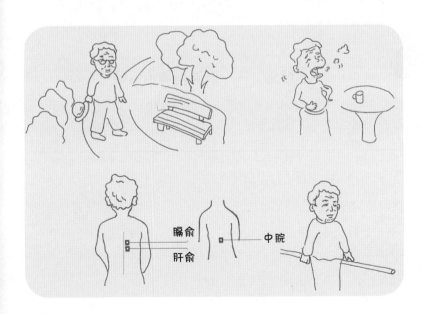

"小案例"——贪喝冷饮的小杨

小杨是一名高中生，临近高考，精神压力比较大。夏日的一天，上完晚自习，与同学一起回家，走到街边的冷饮店，每人要了一杯冷饮。回到家后不一会儿便开始呕吐、腹泻，由于第二天还要早起上自习，小杨也没太在意，急急上床休息一宿后，早起到学校吃了早饭便开始呕吐，并感到胃部满闷，头身疼痛，且有些恶寒发热。去了学校校医室，大夫考虑到小杨的情况不宜用药物治疗，以免对复习造成影响，医生便用刮痧板在其背后、前臂相应部位施以刮痧治疗，疼痛逐渐消失，呕吐、腹泻症状也逐渐消失，周末休息两日期间又进行刮痧，病愈。

"小妙招"——肝胃同调治呕吐

呕吐指胃失和降，气逆于上，胃中之物从口吐出的一种病证，可见于多种急慢性疾病之中，古人称有声无物谓之呕，有物无声谓之吐，常并称呕吐。呕吐在临床上常与恶心相伴，是临床上常见的一组症状，是胃肠道疾患的主要表现之一，两者多同时存在。本病治疗可采用液状石蜡作为刮痧介质，先刮后背肝俞、脾俞、胃俞等穴部位，然后点揉颈部天突、上腹部的中脘、前臂内关、足部公孙、下肢部足三里等穴处。刮痧各穴以局部出现出痧点为宜，点揉诸穴以局部酸胀为度。

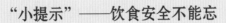

"小提示"——饮食安全不能忘

● 刮痧前嘱患者不要进食，只需饮用少量温水即可。刮痧中要观察患者是否有呕吐反应，若有应及时停止刮治。刮痧后要休息片刻方能活动。

● 避免风寒暑湿之邪或秽浊之气的侵袭，避免精神刺激。

● 避免进食腥秽之物，不可暴饮暴食，忌食生冷、辛辣、香燥之品。

● 呕吐剧烈者应卧床休息。

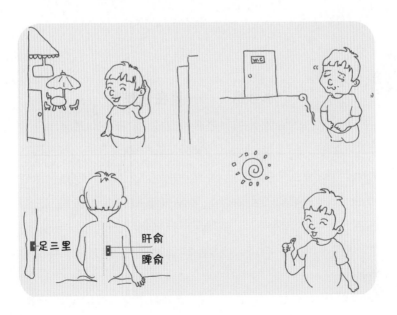

"小案例"——一碗凉水引来祸

　　五岁的丽丽平素脾胃功能比较弱，吃东西稍加不注意就会腹泻。前两天由于玩耍太久，口渴得很，妈妈倒的热水等不及去喝，自己偷偷弄了一碗自来水喝了，晚上又吃了较为油腻的食物，夜里便开始腹泻。第二天起来又开始呕吐，腹泻也加重了，一天上了七八次厕所，大便逐渐成淡黄色水样，肚子还有些胀，吃不下饭，精神萎靡。妈妈给她服了止泻药稍微有些改善，但还是呕吐腹泻不止，可把一家人急坏了。等当医生的姑姑回家后，便开始用刮痧板在背部、腹部、下肢部相应的部位进行刮拭，当晚腹泻次数便减了下来，腹胀也逐步消减，坚持刮痧两天后便痊愈了。

"小妙招"——重在强脾胃

　　腹泻以排便次数增多，粪质稀薄或完谷不化，甚至泻出如水样为特征。腹泻是一种常见的脾胃肠道的病证，一年四季均可发生，但以夏秋两季较多见。刮痧治疗可先在相应的部位上涂刮痧油，刮背部脾俞穴至胃俞穴，再从腹部中脘穴刮至天枢穴，然后刮下肢内侧三阴交穴，最后刮下肢外侧足三里穴。以皮肤发红、皮下有瘀点、痧斑为度。刮痧后服开水或糖盐水一杯（约500ml）。

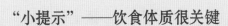
"小提示"——饮食体质很关键

● 刮痧前要饮用少量温水，不能进食，刮痧时嘱患者不要紧张，尽量放松以免病发，刮痧后要休息一会儿，方能行动。

● 腹泻为消化道病症，因此饮食调理对于治疗有一定意义。如生冷水果之类、油腻厚味之物、黏滑甘味之品皆非所宜。以饮食清淡、易于消化之物为妥，宜流质或半流质饮食。

● 要加强锻炼增强体质，使脾旺不易受邪。还应加强饮食卫生和水源管理，不吃腐败变质之物，不喝生水，吃瓜果要烫洗，并养成饭前便后洗手的习惯，防止病从口入。

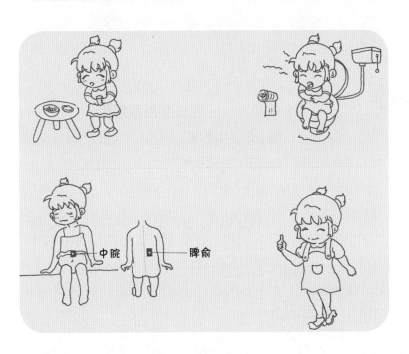

"小案例"——硕士的烦恼

小张是一名在读的硕士研究生，两年前开始觉得大便干燥，严重的时候发展到两三天才解一次大便，去看医生被告知是便秘，告诫她以后少熬夜，多运动，但由于忙碌的学业，她也没把医生的话放在心上。最近便秘症状越来越严重，四五日才去解一次大便，身体也开始发胖，口苦、口臭、腹胀的症状也日渐加重。她自己也尝试用一些泻药排便，症状有些缓解但导致胃不舒服，也就不敢再用了。后来和一个学中医的同学倾诉自己的苦恼，同学采用刮痧为她治疗，不一会儿便有了便意，很让她惊喜，让同学教她如何刮痧。后来自己刮痧治疗，两天后，排便间隔时间比以前短了，坚持治疗一周后，大便恢复到一天1次。

"小妙招"——便秘交由刮痧治

便秘是由于大肠运动功能缓慢，水分吸收过多，导致大便干燥、坚硬，滞留肠内，不易排出体外。临床表现为排便次数减少、大便干燥、腹内有不适感。多因进食辛辣肥甘厚味之物，忧愁思虑，气结抑郁，或食阴寒生冷食物，饮食劳倦脾胃受损，导致便下无力，大便不畅。可取大肠俞、小肠俞、次髎、天枢、气海、支沟、足三里、公孙等穴处采用刮痧治疗。可用凡士林涂抹刮痧处，各穴均以局部刮出出血点为度；天枢、气海、公孙穴处采用拇指按揉，以局部酸胀为度。

"小提示"——饮食习惯很重要

● 如患有心脏病、高血压，应尽量先采用其他方法缓解病情。

● 树立信心，养成每天定时排大便的习惯，不管是否能解出大便，都要定时临厕，以便建立良好的排便条件反射。生活要有规律，避免精神刺激。

● 饮食过少者要多进一些饮食，多吃绿叶蔬菜、黄豆、红薯等通便食物，少吃辛辣刺激性食物。食物过于精细者，应多吃一些含粗纤维的食物。多喝开水。

● 辨明便秘的性质，针对不同的性质，采取不同的措施治疗。

● 体质较差、腹肌收缩无力者，应多从事体力劳动或体育锻炼。

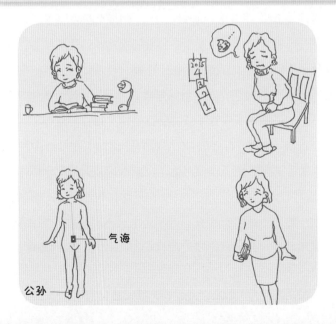

"小案例" ——王阿姨的老毛病

每到天气变凉的时候，王阿姨就感到腹痛，这已是多年的老毛病了，一般吃药后缓解，但极易受到饮食、情绪等因素的影响而复发，很让王阿姨苦恼。刚开始腹痛不是那么明显，疼时喜欢用热的东西按着觉得舒服一些。后来，逐渐感到后背发凉，腹部感到剧烈疼痛，曾服用多种西药进行治疗，精神状态也受到很大影响。后来采用刮痧疗法，治疗一周后，腹痛得到有效治疗，坚持刮痧，并注意饮食、情绪的调节，一直没有再犯。

"小妙招" ——分清原因好治疗

腹痛是指胃部以下、耻骨以上范围内的疼痛而言。是临床上常见的一种症状，可伴发于多种脏腑疾病。若腹痛剧烈，尤其是涉及范围较广，伴有腹肌紧张、压痛、反跳痛，甚者出现板状腹者，应考虑急腹症，应送急诊急救，不属于刮痧治疗的范畴。本病多因受风感寒，饮食不节、暴饮暴食、饮食停滞脾胃，抑郁恼怒，气机不顺所致。刮痧治疗可取胃俞、大肠俞、中脘、天枢、关元、梁丘、足三里等穴位，在施术部位采用凡士林作为刮痧介质，可起到增进疗效的作用。刮痧时，先刮背部的胃俞、大肠俞穴；然后点揉腹部中脘、天枢、关元穴；再刮下肢部梁丘、足三里穴；亦可在足三里穴处严格消毒后，用三棱针点刺放血，挤出 3 ~ 5 滴血为度。

"小提示"——若有剧烈疼痛要谨慎

● 首先辨明是何原因引起的腹痛，然后才能选取合适的疗法，慢性腹痛采取刮痧治疗，可收到较好的疗效。

● 腹痛患者平时应注意避免寒邪侵袭，禁忌暴饮暴食，保持心情愉快，避免忧思郁怒。

● 若剧烈疼痛，伴有面色苍白、冷汗淋漓、四肢发凉时，应注意与急腹症相鉴别，如胃肠穿孔、腹膜炎、宫外孕等，若属急腹症则应及时送医院急救，暂不宜做刮痧治疗。

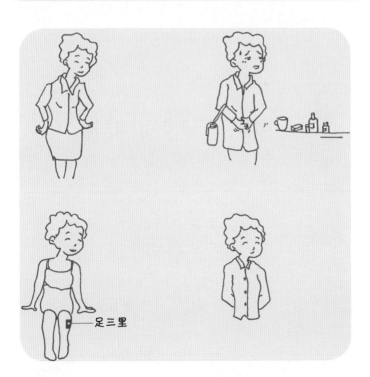

足三里

"小案例"——司机老张的顽疾

老张是一名出租车司机，由于工作原因，患上了"痔疮"，平时注意还没啥问题，加班熬夜或者喝酒之后，便会犯病。每次犯病就会大便带血丝，肛门坠胀，感觉有东西在里面，让老张痛苦不堪，严重时，需要卧床休息，好几天才恢复正常。长期的痔疮发作，导致老张阴虚发热，稍一活动就会出汗，但要工作挣钱养家糊口，脱离不了这份工作，而工作又在加重着痔疮的病情，发作一次比一次严重。后来一位同事和他分享了刮痧治疗的效果后，他也照着方法进行刮痧治疗，慢慢有了效果，坚持一段时间后，基本控制住了。

"小妙招"——早日治疗很关键

痔疮一般是由肛门内外静脉曲张引起的，多因便秘、妊娠等导致的直肠下端肛门周围的静脉扩张、弯曲日久形成。或因久坐久立、负重远行或者饮食失调、嗜食辛辣肥甘之物导致人体肛肠气血不调、湿热瘀滞所致。刮痧治疗本病，可取百会、肾俞、白环俞、长强、孔最、承山等穴及腰骶部，配合点按关元穴。刮痧各穴以局部出现出痧点为宜，点揉诸穴以局部酸胀为度。可配合三棱针放血，在舌下龈交穴附近，若发现有米粒大小的疙瘩，用三棱针挑破，放出少量血液。

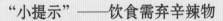

"小提示"——饮食需弃辛辣物

● 本病患者平时要少食辛辣等刺激性食物，多食新鲜蔬菜和富含纤维素的食物。

● 可配合提肛肌的功能锻炼。

● 养成定时排便的习惯，以保持大便通利，防止便秘。

● 采用三棱针放血治疗时要进行严格的消毒，治疗后要防止感染，有凝血障碍的患者要慎用放血疗法。

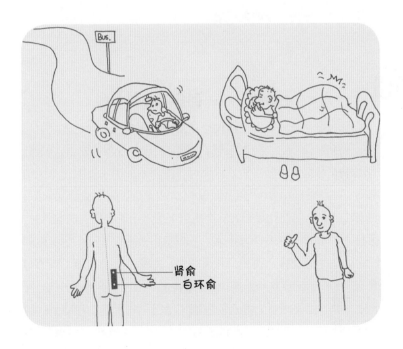

"小案例"——小马的困扰

小马是一名记者，尚未结婚，近半年来感觉阴囊潮湿，时轻时重，由于工作比较忙，没有太在意。五个月前出差采访，回来赶写稿件，熬了几宿夜，再加上旅途劳累，患上了重感冒，没有吃药，之后又与同事聚会饮酒庆祝，感受了风寒，紧接着出现了尿频、尿急、尿痛，有灼热感，小便色黄，上厕所总有尿不尽的感觉，并且感到小腹坠胀，腰腿酸软，右侧睾丸处酸、胀、痛，头昏，时常乏力，记忆力下降。试着用西药治疗，由于不能按时吃药，效果不是很好。后经同事介绍，采用刮痧治疗，坚持一个月后，取得了很好的疗效。

"小妙招"——刮痧不仅仅是刮

前列腺炎是男性生殖器疾患中常见的疾病之一，是感染引起的泌尿生殖系炎症。急性前列腺炎可有发热、尿频、尿急、尿痛、腰部酸胀等症状；慢性前列腺炎可有排尿后尿道不适感，排尿结束后有白色黏液，继而会出现尿频、尿滴、会阴部或腰部酸胀，时间长了会出现前列腺肥大。本病可采用揪痧法治疗，选取肾俞、膀胱俞、气海、中极、阴陵泉、三阴交和太溪穴进行。在上述部位涂红花油等刮痧介质后，五指屈曲，用食、中指的第二指节对准刮痧部位，把皮肤与肌肉揪起，然后瞬间用力向外滑动并松开，一揪一放，反复进行，能连续发出"巴巴"的声响。在同一部位可连续操作 6 ~ 7 遍，这时被揪起的部位皮肤会出现"痧点"。

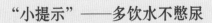

"小提示"——多饮水不憋尿

● 刮痧前嘱患者多饮水，刮痧后要休息片刻，治疗期间禁房事，戒除手淫及烟酒等不良习惯。

● 锻炼身体，增强抵抗力。配合心理治疗，多加解释与安慰，消除紧张情绪，保持心情舒畅。

● 消除各种外邪入侵和湿热内生的有关因素，如忍尿、过食肥甘、纵欲过劳等。

● 积极治疗淋证和水肿等疾患。

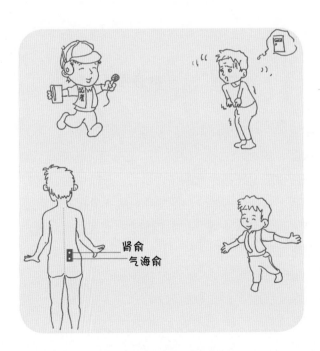

肾俞
气海俞

"小案例"——夫妻又和睦的小闫

三十多岁的闫某，两年前不知什么原因出现性功能减退，性交时阴茎举而不坚，即使能举起也坚持不了多久，最近两月以来性交难以成功，夫妻之间没少闹矛盾，严重影响了家庭的和谐。同时还伴有腰膝酸软、手脚怕冷，有时还有耳鸣现象的发生，服用温阳补肾的中药，逐步得到改善。为了取得更好的的疗效，便积极采用刮痧治疗，坚持了一个月，逐渐恢复了性生活，夫妻之间的关系也变得和睦起来。

"小妙招"——揪痧强肾有奇功

阳痿是指成年男子阴茎不能勃起或勃起不坚，不能进行正常性生活的一种病证。本病可采用揪痧法治疗，选取命门、肾俞、次髎、关元、中极、阴陵泉、足三里和太溪等穴处进行。在上述部位涂上红花油等刮痧介质后，五指屈曲，用食、中指的第二指节对准刮痧部位，把皮肤与肌肉揪起，然后瞬间用力向外滑动并松开，一揪一放，反复进行，能连续发出"巴巴"的声响。在同一部位可连续操作 6 ～ 7 遍，这时被揪起的部位皮肤会出现"痧点"。

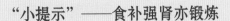

"小提示"——食补强肾亦锻炼

● 刮痧前嘱患者尽量放松心情，刮痧时可以令其入睡，刮痧治疗期间要禁房事，戒手淫，消除紧张心理。

● 饮食调养：多吃壮阳食物（狗肉、羊肉、麻雀、核桃、牛鞭、羊肾等）；动物内脏因为含有大量的性激素和肾上腺皮质激素，能增强精子活力，提高性欲，也属壮阳之品；此外，含锌的食物（如牡蛎、牛肉、鸡肝、蛋、花生米、猪肉、鸡肉等）、含精氨酸的食物（如山药、银杏、冻豆腐、鳝鱼、海参、墨鱼、章鱼等）都有助于提高性功能。

● 提高身体素质。积极锻炼，增强体质，并且注意休息，防止过劳。

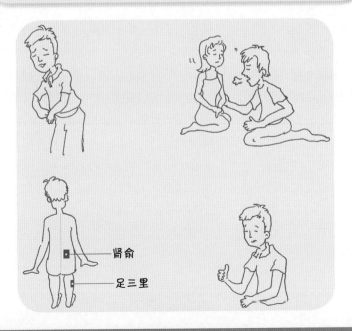

肾俞

足三里

"小案例"——新婚就有大麻烦

　　小王刚刚结婚不久，便遇到了一件难以说出口而又十分头疼的事情，每次与妻子过性生活，性交时间很短，不一会儿便射精了，每次总是"不欢而散"，让他很是苦恼。在尝试其他方式治疗的同时，也采取了刮痧疗法，几个月的坚持，性交时间延长了许多，夫妻生活也和谐了起来。

"小妙招"——揪痧强肾有奇功

　　早泄指性交时间极短，即行射精，或一触即泄的病证，严重早泄可发生在性交之前，或正当进入之中。精神因素是导致早泄发生的主要原因，精神越紧张，心里越害怕，就越容易早泄。本病可采用揪痧法治疗，选取心俞、肾俞、志室、关元、大赫、神门和三阴交穴处进行。在上述部位涂上凡士林油等刮痧介质后，五指屈曲，用食、中指的第二指节对准刮痧部位，把皮肤与肌肉揪起，然后瞬间用力向外滑动并松开，一揪一放，反复进行，能连续发出"巴巴"的声响。在同一部位可连续操作6～7遍，这时被揪起的部位皮肤会出现"痧点"。亦可在大赫穴处进行放血，将穴位消毒后用小号三棱针点刺出3～5滴血。

"小提示"——夫妻双方共面对

● 积极参加体育锻炼，特别是气功的操练，以提高身心素质，增强意念控制能力。

● 戒除手淫，避免发生婚前性行为。

● 调整情绪，性生活时要放松。

● 勿纵欲，勿疲劳后行房，勿勉强交媾。

● 男方患有早泄，女方切勿埋怨责怪，以免加重男方的心理压力。

● 多食一些具有补肾固精作用的食物，如牡蛎、胡桃肉、芡实、栗子、甲鱼、文蛤、鸽蛋、猪腰等。

● 阴虚火亢型早泄患者，不宜食用过于辛热的食品，如羊肉、狗肉、麻雀、牛羊鞭等，以免加重病情。

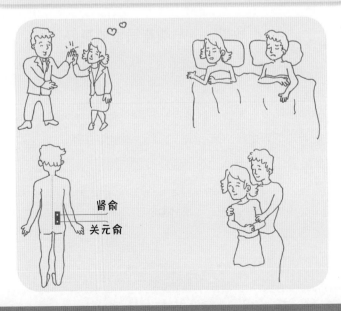

"小案例"——远离肥胖的王女士

四十岁的王女士，最近半年，体重从 60kg 增加到 75kg，时常感到身体困重，精神疲惫，饭也吃不多，稍微一运动便气喘吁吁。看着自己和同龄的姐妹们身材相差越来越远，心里十分痛苦，有时也不愿意和朋友们一起逛街玩耍了，经常因为肥胖感到痛苦不堪。去了不少医院，也采取了各式的减肥方法，但都收效甚微，逐渐还出现了便秘、腹胀的症状，面白无华，也没有精力和激情与姐妹们一起聊天聚会了。最后在医生的建议下，采用刮痧疗法，并配合多运动，注重饮食调节，逐渐把体重降到了55kg 左右，身体状态比之前明显好了很多。

"小妙招"——腹背同治效更好

正常成人身高与体重的关系为：体重（kg）= 身长（cm）–105（女性：100）。如果因为脂肪增多使体重过重，超过标准体重的 20%，就称为肥胖症。其发病年龄多在 40 ~ 50 岁之间，以女性为多。刮痧治疗可取脾俞、胃俞、肾俞、中脘、关元和丰隆等穴位处。涂上凡士林油等刮痧介质后，先平刮背部脾俞、胃俞和肾俞穴，然后斜刮丰隆穴，以上各穴以刮出痧点为度；腹部关元和中脘穴采用拇指揉按，亦可配合点按片刻以增加疗效。

"小提示"——节食运动多锻炼

● 减肥的同时应注意合理饮食，适当控制饮食，少食高糖、高脂、高热量的食物，多食水果、蔬菜。

● 不能急于求成地进行节食，盲目地减少饮食对身体有害，严重者可以导致水、电解质紊乱，酮中毒，甚至诱发心肌梗死，形成脑血栓。

● 还应加强体育锻炼，可采取跑步、做体操、气功、打太极拳等形式，多参加体力劳动，但要循序渐进，切忌突然大量运动。适量的体力活动不但可以提高低下的肌张力，促进新陈代谢，还可以消除一部分热量，减少积聚的脂肪。

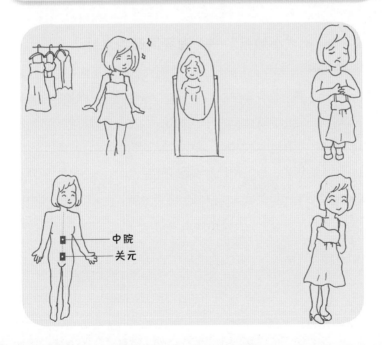

中脘
关元

"小案例"——不再水肿的孙阿姨

孙阿姨患双下肢水肿已经四年有余，近来延及双手及眼皮，面色晦黯，手、足、腿处皮肤按之凹陷恢复很慢，身体状态也越来越不好，时常倦怠无力，大便黏滞，便之不爽，还爱睡觉，感觉头脑不清楚，爱忘事。曾服用西药呋塞米，水肿有些减弱，但一停药，水肿现象又如以前一般。后采用刮痧治疗三个月后，水肿基本消失了。

"小妙招"——脾肾同刮治水肿

水肿是指体内水液潴留、泛滥肌肤而引起头面、眼睑、四肢、腹背，甚至全身浮肿。常见于急、慢性肾炎、慢性充血性心力衰竭、肝硬化、贫血、内分泌失调，以及营养障碍等疾病所出现的水肿。刮痧治疗本病时，可先在刮痧部位涂抹红花油等介质，在肝俞、三焦俞、命门和肾俞穴处采用平刮法，三阴交、阴陵泉和太溪穴处采用斜刮法，均以刮出痧点为度。中脘、水分和中极穴处采用拇指揉法，以局部酸胀为度。

"小提示"——水肿之处刮痧要小心

● 浮肿初期应吃无盐饮食,待肿势渐退后,逐步改为低盐,最后恢复普通饮食。

● 忌食辛辣、烟酒等刺激性物品。若因营养障碍致肿者,不必过于强调忌盐。

● 注意饮食,起居有时,预防感冒,不宜过度疲劳,尤应节制房事,以防损伤真元。

● 如果刮拭部位有水肿,在刮治的时候一定要小心,以防皮肤破损,造成感染。

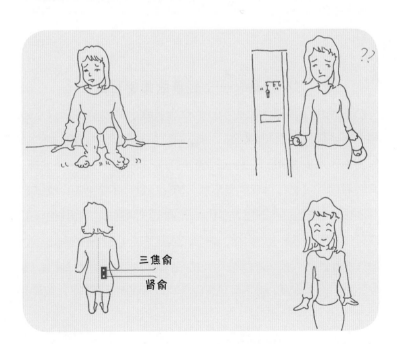

三焦俞
肾俞

20 眩晕

"小案例"——头晕目眩的马老师

马某是一名高三教师，平日工作教学任务非常繁重，需要经常熬夜工作，面临高三学生升学任务，压力也比较大。两年前开始觉得早上起床时眩晕，如同坐在船上一般，站立不稳，总是感觉深一脚浅一脚的，一动眩晕感觉就加重，头部胀痛，夜晚睡觉多梦、易醒。近来更是感到疲惫乏力，而且不愿意多说话，总想静卧休息，面色苍白，经常出汗。眼看着要高考了，这眩晕的毛病严重影响了工作和生活，为此他十分苦恼，不仅自己的健康受影响，还怕影响学生们的课程。后采用刮痧疗法，取得了很好的效果，又恢复了原来精力充沛的工作状态。

"小妙招"——轻重眩晕皆可刮

晕是由于情志、饮食内伤、体虚久病、失血劳倦，以及外伤、手术等病因引起的以风、火、痰、瘀上扰清空或精亏血少、清窍失养为基本病机，以头晕、眼花为主要临床表现的一类病证。其轻者闭目可止，重者如坐车船，旋转不定，不能站立，或伴有恶心呕吐，汗出面色苍白等症状。严重时可突然仆倒。刮痧治疗可取肝俞、肾俞、太溪、太冲、神门、照海等穴处，可先在刮痧部位涂抹红花油等介质，先刮背部肝俞至肾俞，然后刮前臂神门，再刮下肢照海至太溪，最后刮足背部太冲。各穴均以刮出痧点为度。

"小提示"——多休息避劳累

● 坚持体育锻炼，其中太极拳、八段锦、气功等，对增强人体正气，预防和治疗眩晕都有良好作用。

● 保持心情舒畅，防止七情内伤。

● 要注意劳逸结合，避免体力和脑力的过度劳累。节制房事，切忌纵欲过度。

● 饮食宜清淡，忌暴饮暴食及酗酒，或过咸伤肾之品。戒除烟酒等不良嗜好。

● 对反复发作的严重眩晕，要防止跌仆外伤，要避免突然、强烈的头部运动，并要及时治疗，合理休息。

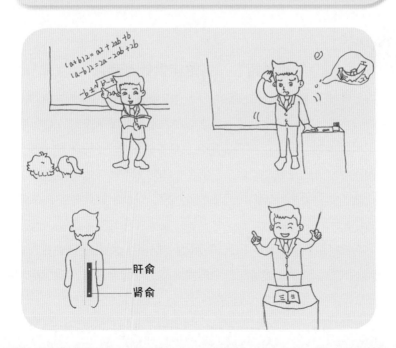

"小案例"——一觉醒来面瘫的老张

老张今年五十岁，是个微微发胖的退休老师。平日就非常怕热，三伏天来袭，整个人都被这闷热所困扰。三天前早上起床突然觉得左侧面部发硬、有点麻麻的感觉，原来老张三天前为了在夏日凉爽一下，冲了个凉水澡，睡觉时也没有关窗，睡觉的时候也没有在意。但是早起便觉得左侧面部不适，而且逐渐呈加重的趋势。去医院采取针灸治疗，情况明显好转。回来后又采用刮痧刮取面部穴位治疗，以起到增加疗效的作用。治疗三天后便鼓腮不露气了，左眼睑闭合有了好转，连续治疗15天后，基本恢复了正常。去了这面瘫的毛病后，老张再也不敢大意了。

"小妙招"——怕疼惧针可刮痧

面瘫又称为面神经麻痹，分为中枢性面瘫和周围性面瘫，中医认为，病因主要是风中络脉、经气阻滞、筋脉失养。刮痧治疗可取风池、阳白、四白、地仓、颊车、翳风、合谷和内庭穴。操作时，可先在颈部风池、手部合谷和足部内庭穴处均匀涂抹红花油，然后可用刮痧板在其上进行刮拭，以刮出痧点为度；在头面部的阳白、四白、地仓、颊车，以及头颈部的翳风穴处，也要均匀涂抹适量红花油，起到通经活络的作用，再用拇指揉按，以局部酸胀为度。一般情况下中枢性面瘫比较难治愈，周围性面瘫的治愈性比较高，应根据病情的症状，及时采取措施治疗。

"小提示"——保暖面部锻炼不可忘

● 患者应注意功能性锻炼，如抬眉，双眼紧闭，鼓气，张嘴，努嘴，示齿耸鼻，湿热毛巾热敷，每晚 3 ～ 4 次以上。

● 勿用冷水洗脸，遇风、雨寒冷时，注意头面部保暖。晚上睡眠时要注意避免风袭头面，避免受冷，及时关窗。

● 多食新鲜蔬菜，粗粮如豆类，玉米，瘦肉，洋葱，山楂，海带，大枣，苦瓜，冬瓜，黄瓜，香蕉，紫茄，丝瓜，南瓜，甜瓜，桑椹等。

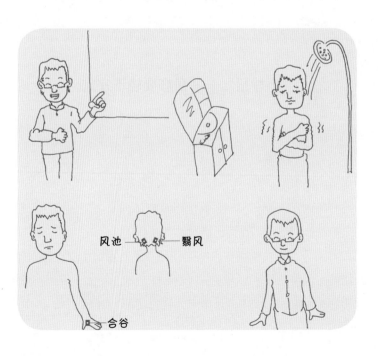

"小案例"——面部抽搐的杨阿姨

杨阿姨今年五十三岁了，一辈子对工作兢兢业业，两年前不知道因何原因突然出现左侧眼睑跳动，后来发展到左侧嘴角及面部肌肉抽动，但杨阿姨之前没有得过面瘫的经历。开始不太在意，以为自己也没着凉受风，忍一忍应该不会有大碍。近四个月，因工作繁忙，精神高度紧张，情绪、压力等一系列因素导致病情加重，每日左侧面部肌肉抽搐频繁，尤其是在感觉自身劳累、情绪激动、天气变化等情况下，面部就会抽搐不止，采取西药治疗无效，后求助于针灸加刮痧疗法后，经过两个月的治疗，逐渐恢复正常，面部也不再抽搐。杨阿姨病情的痊愈，也为工作族敲响警钟，小病千万不要挺，早发现早治疗。

"小妙招"——刮痧要轻不宜重

面肌痉挛是指一侧面肌出现阵发性、无痛性、不规则的抽搐。开始时仅有眼轮匝肌间歇性抽搐，以后可逐渐发展至面部其他肌肉，甚至和嘴角一起抽动，多见于中年以上女性。面肌痉挛的西医病因不明，西医学对此尚缺乏特效治法。中医认为，此病常因肝风内动，更年期时情绪波动或者体内有痰阻伤脉络所致，而采用刮痧治疗，可在面部攒竹、四白、地仓、颊车穴，颈部翳风和手部合谷等穴位均匀涂抹红花油，然后用拇指点揉各穴位，以局部出现酸胀为度；再在各穴位涂抹适量红花油，用刮痧板轻柔地刮拭，以局部刮出少量痧点为度，切不可用大力气，以免刮伤局部皮肤。

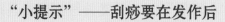

"小提示"——刮痧要在发作后

● 面肌痉挛发作时，一般不宜进行刮治。

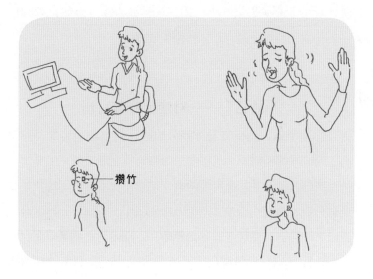

攒竹

"小案例"——三叉神经痛起真是痛

三十岁的李大姐最近一段时间得了"怪病"。一个月前也不知道什么原因出现左侧发作性面部疼痛，以左侧颧骨下缘及左侧下唇出现间断性疼痛，不时也引起牙痛，痛时犹如电击一般，不可触摸，有时说话都可引起疼痛，严重影响着李大姐的生活，吃不下饭，睡不好觉，精神状态明显不如以前了。原来她得的是三叉神经痛这"怪病"，这不仅是使她茶饭不思的问题，病痛的折磨使她对生活充满恐惧。小小的三叉神经，却带来如此大的痛苦。后采取刮痧治疗月余，症状明显改善。

"小妙招"——对症治疗痛可消

三叉神经痛，是指三叉神经分布区域内出现短暂的、阵发性的、闪电样的剧痛。三叉神经分为眼支、上颌支及下颌支。三叉神经痛分为原发性和继发性两类，前者每次发作时间短暂，数秒至数分钟，每日可反复发作数次至数十次，间歇期可无症状，且无三叉神经器质性病变的感觉障碍和运动障碍；后者疼痛时间较持续，面部皮肤感觉障碍，且有原发病可查。刮痧治疗本病时，可先在头部阳白上均匀涂抹红花油，用刮痧板进行刮拭，以局部出现痧点为度；在面部的攒竹、太阳、颊车、巨髎、下关、大迎、承浆和手部的合谷、列缺等穴位上也涂抹适量的红花油，可起活血、通经、止痛的作用，采用拇指揉法，以局部出现酸胀为度。

"小提示"——防寒锻炼调情志

● 注意排除脑部占位性病变。

● 慎起居，避风寒，以防御外邪侵袭。

● 嘱患者尽量不要去接触激痛点，进食、漱口时动作缓慢。

● 适当参加体育锻炼，以增强体质。

● 戒烟酒，避免吃辛辣等刺激性食物。

● 调节情志，避免不良情绪的刺激。

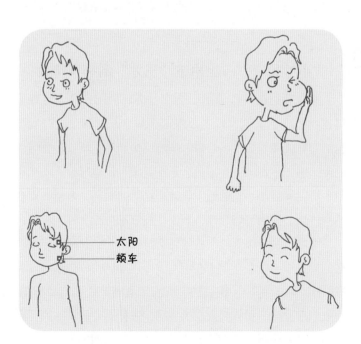

太阳
颊车

"小案例"——睡觉成了大问题的李阿姨

李阿姨最近每天晚上都失眠，怎么也睡不着觉，实在是令人苦恼。说起失眠的缘由，李阿姨也有些追悔不已，原来两个月前，有一天去集市买菜的时候，和一个商贩因价格原因争吵了起来，回来后越想越气，越来越烦。当天晚上就睡不着觉了。第二天起来，还伴有头晕胀痛，两肋之处疼痛，稍有些情绪波动就烦躁不安。慢慢地就天天失眠，本来就爱发脾气的她，因为失眠睡不着觉导致脾气越来越大，动不动就和老伴儿生气，有的时候自己也是难以控制。她也采取了不少办法，但都不见起效，后来采用刮痧疗法，经过半月的治疗，晚上已经能睡好觉了，精神状态也好了。

"小妙招"——上中下"三才"刮痧有特效

失眠是指脏腑功能紊乱，气血亏虚，阴阳失调，导致不能获得正常睡眠的病证，轻者入寐困难或寐而易醒，重者彻夜难眠，常伴有头痛、头昏、心悸、健忘、多梦等症状。失眠可引起人的疲劳感、不安、全身不适、无精打采、反应迟缓、头痛和记忆力不集中等症状，它的最大影响是精神方面的，严重一点会导致精神分裂。运用刮痧治疗，可先在刮痧部位涂上凡士林等刮痧介质，然后用刮痧板直接在头部百会及颈项部的安眠、风池，后背部的肩井、心俞，下肢部的足三里、三阴交等穴处进行刮拭，以皮肤出现刮痕为度。在神门、行间和涌泉穴处采用拇指揉法，以酸胀为度。神门和行间穴在揉完后，进行必要的消毒后，可再用小号三棱针进行点刺放血，以放出 3～5 滴血为度。

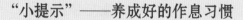

"小提示"——养成好的作息习惯

● 注意精神调摄，做到喜怒有节，解除忧思焦虑，保持精神舒畅。

● 睡眠环境宜安静，睡前避免饮用浓茶、咖啡及过度兴奋刺激。

● 注意作息有序，适当地参加体育活动等，对于提高治疗失眠的效果，改善体质及提高工作、学习效率，均有促进作用。

● 不要刻意地早睡，这样反而影响睡眠。

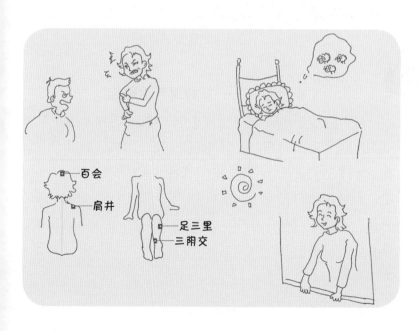

"小案例"——爱忘事的小张

小张是一名图纸设计者，每天都在为设计不同的图纸绞尽脑汁，想得出更好的创意。每晚加班熬夜更是不可避免的，最近两个月他总是感到头昏脑涨，思维也不那么敏捷。最让小张痛苦的是他发现自己的记忆力一天不如一天，领导交代的工作因为遗忘不能顺利地及时完成。和同事们之间交流也总是忘这忘那的，工作业绩迅速下降。自己年纪轻轻就得了这健忘的毛病了，实在是苦恼和堪忧。十分着急的他求助中医治疗，在通过中医中药调理的过程中，也采用刮痧治疗，坚持了两周，收到了很好的疗效，可把小张乐坏了，继续坚持下去治疗。

"小妙招"——补神调气治健忘

从事脑力劳动者，经常伏案工作，很容易造成大脑疲劳，长期用脑，不注意休息，就会导致健忘、记忆力减退等症状。刮痧治疗时，可先在刮痧部位涂抹红花油、清凉油等介质，在百会、志室、次髎和中封穴处采用角刮法，在膏肓俞、心俞、足三里穴处采用平刮法；中脘、大赫、内关和神门穴处用拇指揉法；心俞、神门和三阴交亦可采用中号三棱针点刺，但不要求刺出血来。

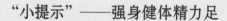

"小提示"——强身健体精力足

● 嘱患者进行适当的体育锻炼,调节情志,保持充足的能量供给。

● 保持良好情绪,调节饮食,给身体充电。

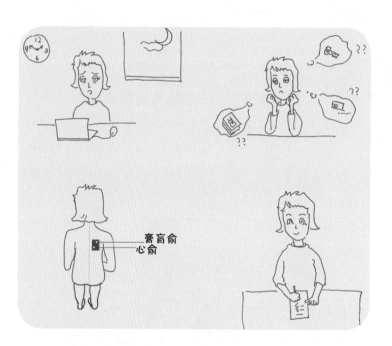

"小案例"——消除头痛信心足的小刘

小刘是一名大四学生，目前正在紧张地准备考研。最近两个月来他一直感到头痛难忍，尤以头部两侧疼痛最明显，有时疼痛起来，整个头都感到血管要爆裂一般。自己尝试着吃了一些止疼药，想熬到考研结束，但事与愿违，斗志全无，令人担忧。由于服用止疼药感到头昏昏的，嗜睡，便寻求中医门诊刮痧治疗。经过两天治疗，感觉状态好了许多，便又坚持治疗了2周，头痛基本不再发作，小刘又信心十足地开始了考研复习。

"小妙招"——刮痧可治要分型

头痛是一个常见的自觉症状，临床上引起头痛的原因多种多样。中医主要分为风寒头痛、风热头痛、风湿头痛、肝阳头痛、肾虚头痛、阴血亏虚、痰浊头痛、瘀血头痛几类。在采用刮痧治疗时，要分清楚是何种原因引起的头痛，凡颅内占位性病变和颅外伤所致的头痛，不宜用刮痧治疗。刮痧前，可先在刮痧部位涂抹凡士林等刮痧介质，风池、完骨和天柱穴处采用角刮法；曲池、外关、血海、阴陵泉、足三里和三阴交穴处采用斜刮法；合谷和列缺穴处采用拇指揉法；太阳和百会穴处采用小号三棱针点刺出血3～5滴。

"小提示"——查找原因很重要

● 可用指尖如洗头那样抓挠或用天然鬃毛硬刷或木齿梳子梳头来进行头部按摩。其具体方法是，从鬓角朝额头向后脑勺缓慢做圆周运动。

● 保持正确的睡眠姿势，睡觉时不要俯卧。如果睡眠不好，可以使用特殊枕头，形状要适合颈椎处的自然弯曲，让颈椎有个可靠的依托。

● 尽量忌食巧克力、咖啡和可可等食品，因为这些食品含有能够使血管收缩的物质，随着血管的收缩会引起头部疼痛。要多食大豆、全谷食物、海产品、核桃等含镁元素丰富的食物。同时，不要贪酒，最好不要喝深色的酒，因为深色酒更容易引起头痛。

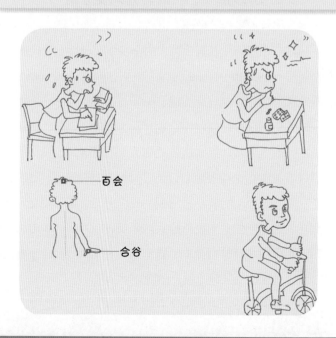

"小案例"——被高血压困扰的徐大爷

五十岁的徐大爷已经患有高血压五年了，常出现头晕目眩、头胀痛、心烦、急躁易怒、两肋之间疼痛的症状，血压可达 150/90mmHg，总因一点小事情绪就特别激动，病情也有所加重。服用过各类降压药，效果不是很明显。半年前一次偶然的机会得知刮痧可以治疗高血压，便坚持刮痧治疗了 1 个月，血压基本控制住，头晕现象明显下降，便一直坚持刮痧，逢人就说是刮痧解决了他的大麻烦。

"小妙招"——刮痧方式要分清

高血压又称原发性高血压，以持续性动脉血压增高为主要表现，尤其是舒张压持续升高为特点的全身性、慢性血管疾病。若成人收缩压 ≥ 18.7kPa（140mmHg），舒张压 ≥ 12 kPa（90mmHg），排除继发性高血压，并伴有头痛、头晕、耳鸣、健忘、失眠、心悸等症状即可确诊，晚期可导致心、肾、脑器官病变。刮痧治疗时，先在风池、肩井、督脉及其两侧足太阳膀胱经，以及足三里和三阴交等穴各处均匀涂抹红花油，风池和肩井穴处采用角刮法，督脉及其两侧足太阳膀胱经采用竖刮法，足三里和三阴交穴处采用斜刮法，太冲穴处采用拇指揉法以局部酸胀为度；印堂和百会穴处采用小号三棱针进行点刺，以出血 3 ~ 5 滴为度；亦可在刮痧部位涂上凡士林等刮痧介质，然后五指屈曲，用自己食、中指

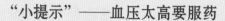

"小提示"——血压太高要服药

● 本法适用于血压不是很高的患者，若血压达到一定程度，应及时服用降压药进行治疗。上了年纪的人患高血压，必须坚持服降压药，才能稳定血压，以免造成血压骤升引起脑血管意外。

● 注意饮食与运动，保持良好心态，血压按时测量，防患于未然。

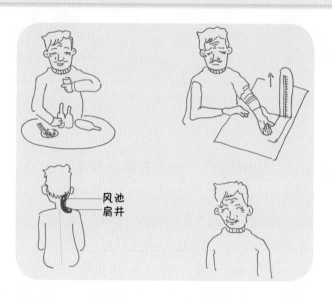

的第二指节对准刮痧部位，把皮肤与肌肉揪起，然后瞬间用力向外滑动再松开，这样一揪一放，反复进行，并连续发出"巴巴"声响。在同一部位可连续操作 6 ~ 7 遍，这时被揪起部位的皮肤就会出现痧点。

"小案例"——老苏有了大烦恼

老苏在退休前开始患上高血压，两年前出现胸闷、心慌的症状，尤以左胸部出现发作性憋闷、疼痛，有时疼痛可窜及肩背，隔段时间就会发作一次，每次发作持续时间与间隔时间均无规律。一晃7年过去了，老苏的病情依旧没有好转，发作时伴有心悸、气短，呼吸不畅，有一次甚至出现喘促，面色苍白，休息后虽有缓解，可吓坏了亲人们。去医院检查后，确诊为冠心病，身边常备有硝酸甘油，给生活带来了很大不便。后经同事介绍去中医诊所接受刮痧治疗，配合西医治疗，情况明显得到改善。

"小妙招"——刮痧配合指揉法

冠心病在医学上全名为冠状动脉粥样硬化性心脏病，是指冠状动脉因发生粥样硬化或痉挛，使管腔狭窄或闭塞导致心肌缺血、缺氧而引起的心脏病。临床表现包括心绞痛、心肌损害、心律失常、心力衰竭、心脏扩大等。刮痧治疗本病时可在厥阴俞、心俞、神堂、至阳、曲泽、内关、足三里、三阴交穴及上肢前侧均匀涂抹红花油，厥阴俞、心俞穴处用平刮法；神堂、至阳、曲泽、内关穴处用角刮法，足三里、三阴交穴及上肢内侧用斜刮法；天突、膻中、巨阙穴用拇指揉法，以局部酸胀为度。

"小提示"——护理锻炼很重要

● 要注意精神调摄，避免喜怒忧思过度，保持心情愉快。平时注意生活起居，做到寒暖适宜，尽量避免风暑寒湿等诱发因素。调节饮食，改正过食肥甘和喜嗜咸食的习惯，禁烟酒。做到劳逸结合，防止过劳和过逸，在力所能及的条件下适当锻炼。

● 对冠心病的护理也很重要。要使病人情志舒畅，建立战胜疾病的信心，减轻精神负担，以利于气血畅达，脏腑功能协调。开展适当的体育疗法，如太极拳、散步等，增强身体的适应能力。冠心病发作时，告诉病人保持平静，绝对卧床休息，立即给予速效止痛药物。疼痛缓解后，亦不能过饱、过劳，以免病情反复。

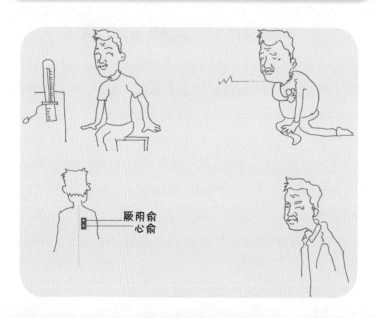

厥阴俞
心俞

29 心律失常

"小案例"——心慌胸闷的王某

王某是一名建筑工人。三年前因为工作劳累过度，加上与包工头因工资问题争吵，导致心情极度不畅，患上心悸，觉得心慌、心脏跳动突然加强，难以自制。病情每次皆因劳累后或者因为生气后发作，发作时觉得胸闷、气短、全身乏力、头晕、汗出，也服用过心得安、谷维素等西药，但效果不是很明显，近来又因儿子上学问题而思虑过多，胸闷气短、失眠多梦等心悸症状加重。采用刮痧疗法，取厥阴俞、膻中、巨阙等穴位，取得了很好疗效。

"小妙招"——心律失常从心治

心悸是指人体气血阴阳亏虚，或痰饮瘀血阻滞，心失所养、心脉不畅，引起心中急剧跳动，惊慌不安，不能自主为主要表现的一种病证。本病多呈阵发性，也有呈持续者，可伴胸闷胸痛、气短喘息，或头晕失眠等。采用刮痧治疗时，先在厥阴俞、膻中、巨阙穴处涂抹凡士林油等刮痧介质，厥阴俞穴处采用平刮法，巨阙和膻中穴处采用斜刮法，以刮出痧点为度；内关穴处采用拇指揉法，以局部酸胀为度；心俞和神门穴处在严格消毒后采用小号三棱针进行点刺，以放出 3 ~ 5 滴血为度。

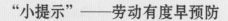

"小提示"——劳动有度早预防

● 保持精神乐观，坚持治疗，坚定信心。

● 避免惊恐刺激及忧思恼怒，轻者可从事适当体力活动，以不觉劳累为度，避免剧烈活动。重症心悸患者，应嘱其卧床休息，保持一定的生活节律。

● 患者应饮食有节，进食营养丰富而易消化吸收的食物，忌过饥、过饱、生冷、辛辣、烟酒、浓茶，宜低脂、低盐饮食。

● 积极治疗胸痹心痛、痰饮、肺胀、喘证及痹证等，对预防心悸发作具有重要意义。还应及早发现病情恶化的先兆症状，做好急救准备。如果是器质性心律失常的患者，需要考虑采用其他方法进行治疗，如为功能性心律失常，可采用刮痧疗法进行治疗。

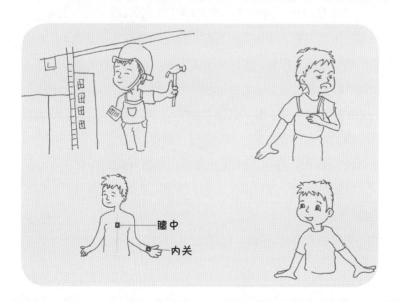

"小案例"——贫血的刘阿姨

刘阿姨患贫血已经一年多了，之前去医院检查的时候不是很严重。最近一段时间总是感到心跳加快、呼吸急促、面色苍白，时常疲乏无力，月经也不太正常了。在服用中药的基础上，也采用了刮痧治疗，取得了很好的效果，经过两个月的治疗，面色红润了很多，身体状态明显好多了。症状改善使得刘阿姨精力充沛，中药配合刮痧临床效果很好。

"小妙招"——刮痧妙用红花油

贫血是由于血液中循环的红细胞数或者血红蛋白量低于正常值，原因主要是素体禀赋不足，脾胃虚弱，生化血液不足，或者久病导致瘀血阻络，亦可由失血过多引起。西医学把贫血分很多种，如缺铁性贫血、再生障碍性贫血等，而发生贫血的速度和血液循环、呼吸等系统的代偿和耐受能力均会影响贫血的临床表现。刮痧治疗时需先在患者的膏肓、肺俞、足三里和三阴交等穴处放一层薄布，薄布用红花油浸透，然后再用刮痧板在布上刮拭，以透热为度；在气海、合谷、涌泉穴处用拇指揉法，以酸胀为度。

"小提示"——贫血治疗要找因

● 手法一定要轻，刮痧前要嘱患者饮少量温水，并消除紧张情绪，必要时查明病因，并针对病因进行有效的治疗。

● 对因治疗的同时也要注意加强饮食。

● 严重贫血患者不宜采用刮痧治疗。

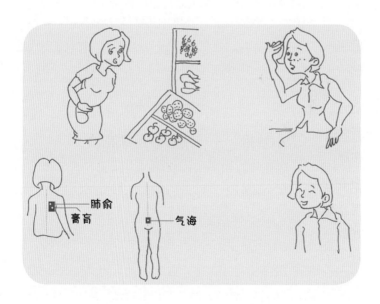

31) 肩周炎

"小案例"——老王的笑容又回来了

老王是一名勤劳的建筑工人，为了给上大学的儿子多挣些学费，平时就比别人多劳累许多。虽然很劳累，但老王是一个乐观的人，脸上总是洋溢着笑容。虽然日子并不富裕，但是看到儿子成才也很欣慰。然而随着年岁的增长，他的身体慢慢地出现了一些问题，最让他烦恼的是，去年干活时，一块砖头砸中他的左胳膊，伤痛便一直困扰着他，近来呈现出越来越痛的趋势，特别是一到晚上疼痛更加厉害，睡觉都睡不好了，老王脸上的笑容也慢慢地不见了。后来老王肩部的活动都受到了限制，没法像原来那样活动，穿衣服都不能正常自理。去医院拍片检查，被诊断为肩周炎。经口服消炎痛的药物后，没有明显好转，后来在一位朋友的帮助下，经过刮痧治疗，逐渐有了好转，老王脸上重现了久违的笑容。家里的"顶梁柱"恢复了往日的健康，一切都会更好的。

"小妙招"——刮痧妙用红花油

肩周炎是指关节囊和周围软组织的一种退行性、慢性的病理变化，以肩周围疼痛、活动功能障碍为主要表现，又称为"五十肩""冻结肩"。本病多由慢性劳损、外伤筋骨，气血不足，复感风寒湿邪所致。所以肩周炎的临床表现还伴有怕冷、肌肉萎缩、压痛的症状。刮痧治疗，可先在刮痧部位涂上红花油等介质后，依次刮拭肩部天柱、肩井穴，后背部天宗穴、肩背部、肩髃穴，上肢部曲池、外关穴及上肢后外侧，肩部缺盆、中府、阿是穴、肩前部、尺泽穴和肩前、肩后。

"小提示"——加强肩部锻炼不可少

● 在进行刮治时，可适当地嘱其进行活动肩膀，以通经气。

● 平时应加强体育锻炼，比如练太极拳或甩手，增加肩关节的活动。局部注意保暖。睡卧时应穿内衣，肩部不要外露于被外，以免肩部受寒。患肩不可过分强调制动，急性期可做适当的轻度活动，慢性期则应进行适当的功能锻炼。

● 做适应性功能锻炼时，要贵在坚持，动作要做得充分到位。

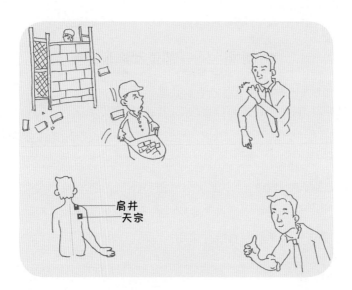

"小案例"——起床转不了脖子的小安

五月的一个早晨，刚刚起床的小安突然感到左侧颈部疼痛，痛感一直连及左肩，转动脖子十分疼痛，以至于不敢转动脖子，同时感到后背有些发紧。想到自己以前也遇到过落枕这种情况，小安也未太在意，但是到中午一直还未好转，反而觉得疼痛有些加重，不免有些着急。利用午休时间，找到中医医生，在风池、大椎、肩井、颈肩部、外关等穴位进行刮痧治疗后，疼痛明显减轻，脖子也能正常转动了，又配合按摩疗法，到第二天已经基本无碍了。

"小妙招"——部位刮痧很重要

落枕为单纯性肌肉痉挛，一年四季均可发生，是由于睡眠时颈部位置不当，或因负重颈部扭转或风寒侵袭项背，局部脉络受损，经气不调所致，以单纯性颈项强痛、活动受限为主要临床表现。刮痧治疗，可先在刮痧部位涂上红花油等介质后，再用刮痧板直接在体表的特定部位反复进行刮拭。在风池、大椎、肩井、颈肩部、外关、悬钟和足临泣穴等处，均匀涂抹红花油，风池、肩井、外关和悬钟穴处采用斜刮法，大椎穴采用角刮法，以局部刮出痧点为度。

"小提示"——手法轻轻脱疼痛

● 手法不宜过重，以免造成患侧皮肤损伤。

● 此外保护好颈部才是根本，选择有弹性，适合颈部的枕头，注意颈部保暖，保持良好的坐姿，对于保护我们的颈椎都很重要。

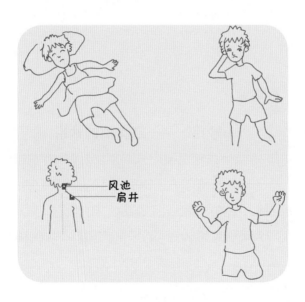

风池
肩井

"小案例"——因肘痛而耽误干活的于先生

作为一名理发师，前一段时间于先生是怎么也高兴不起来。因为他发现，在干活的时候自己右侧肘关节的外面疼得越来越厉害，而且老是感觉手臂没有力气，提拿热水瓶和拧毛巾的时候更是倍感疼痛。这直接影响了他的收入和日常生活。他很担心自己没法从事自己的美发行业了。后来经一个同行朋友的极力推荐，自己买了一块水牛角刮痧板，每天晚上让家人在自己的右臂涂点红花油，再刮一刮。没想到效果竟然如此之好。半个月左右之后，于先生在给别人理发的时候已经想不起自己右臂的疼痛了。

"小妙招"——红花油的妙用

红花油本身就有活络止痛、治疗跌打损伤的作用，与刮痧板配合，绝对地相得益彰。在上臂和前臂及肘关节外侧的附近均匀涂上红花油，用水牛角刮痧板在皮肤上直接刮拭，以局部刮出痧点为度，疼痛明显的位置还可以采用拇指揉，以局部有酸胀的感觉为度。

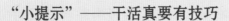

"小提示"——干活真要有技巧

● 纠正干活时的动作，长时间做一个动作时，适当地间隔放松一下。

● 干活时于前臂肌腹处缠绕弹性绷带，可以减少疼痛发生，但松紧需适中。

● 肘痛得厉害时，最好能够中止干活一段时间，待完全康复之后再继续工作。

● 在工作之余常做牵拉伸筋训练，保持肌肉弹性，放松紧张肌群。

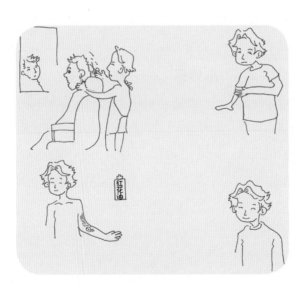

"小案例"——坐着没有站着舒服的徐先生

白领骨干精英，简称白骨精，一个令人羡慕的阶层。在上海工作的徐先生就是其中之一，作为一家广告公司的职员，却曾经一度抑郁不振。因为颈椎总是疼痛难忍，坐在电脑前工作一会儿就要站起来活动活动才感觉舒服一些。有时还有头晕、偏头痛、心慌和胸闷等症状。眼看自己的颈椎健康受到威胁，后来在朋友建议下，每天晚上让家人在自己的颈肩部刮一刮痧，一周之后，症状就明显缓解了。

"小妙招"——刮亦有序

用水牛角刮痧板，介质采用红花油。先刮后颈部，由上向下，再刮肩背部，由内向外，最后可刮上肢和手部，由上向下。取穴主要以风池、肩颈、天柱、大椎穴为主，以局部刮出痧点为度。

"小提示"——刮痧要有序

● 按照治疗方案沿肌肉走向进行刮痧。

● 疲劳时要注意休息后再进行刮痧。刮痧之前一定要做好暴露皮肤的清洁工作。

● 刮痧结束后，将刮痧板冲洗干净。刮痧要有序进行，保证每一个手法做到充分全面。

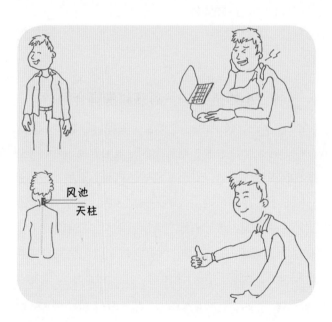

35) 足跟痛

"小案例"——杨阿姨的心事

刚刚退休的杨阿姨是一名广场舞的忠实爱好者，但是有一段时间却老是待在家里不出门，而且总是心事重重。这也真是没办法，原来杨阿姨的足跟老是疼痛，开始时只是走路和久站才出现疼痛，可后来足跟部出现肿胀，不能站立或行走，平躺时也会有持续酸胀或针刺、灼烧样疼痛，火辣辣得疼着，更别说是去跳广场舞了。后来经一个同跳广场舞的阿姨建议，每天让家人在自己脚的内外侧刮一刮痧。杨阿姨半信半疑，觉着一个刮痧板真的可以吗？半个月左右之后，杨阿姨脸上又有了开心的笑容，又能跟老姐妹们一起跳广场舞了。

"小妙招"——刮痧和泡脚合用

中医认为足跟痛多由肝肾阴虚、痰湿、血热等因所致。肝主筋，肾主骨，肝肾亏虚，筋骨失养，复感风寒湿邪或慢性劳损导致经络瘀滞，气血运行受阻，筋骨肌肉失养而发病。在脚的内侧和外侧涂上红花油，采用水牛角板刮痧板，采用直接刮法，先刮内侧，后刮外侧。踝部内侧有太溪、水泉、照海等穴位，踝部外侧有昆仑、解溪、仆参和申脉等穴位，以出现紫红色痧点为度。除此之外，刮痧后还可用川芎、川乌和川牛膝各30克，加冷水浸泡12小时，煮沸倒入盆内，加芒硝、食醋搅匀。先熏蒸患处，待水温不烫时浸洗双脚。每晚1次，效果更佳。

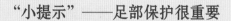

"小提示"——足部保护很重要

● 平时尽量别穿软的薄底布鞋。

● 脚跟应该垫厚的软垫保护，也可以用中空的跟痛垫来空置骨刺部位，以减轻摩擦和损伤。

● 经常用温水泡脚，如果有条件还可以辅以理疗。

● 如果疼痛难忍时，可口服一些抗炎镇痛药物。

● 有平足症的人由于足弓减少或消失，足跟骨向前倾斜，长期行走后出现疼痛，故在足底中央垫一软垫。

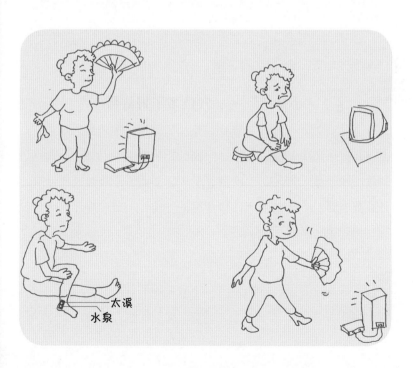

"小案例"——要强的翟女士

翟女士是一名公司职员，在家里也是一个称职的家庭主妇，看似全能的她，却是个老病号了。腰痛的毛病始终困扰着要强的她。休息后减轻，劳累后就加剧。有时甚至小腿后外侧都有麻木感。实在令人苦恼。经一位同事建议，到针灸推拿门诊做了几次针灸刮痧，感觉症状减轻了好多，后来干脆自己买了刮痧板，每天让家人帮自己刮痧。三周左右之后，翟女士的生活已经不再受腰痛的影响了。

"小妙招"——穴位多了好舒服

在腰背部和下肢均匀涂抹红花油后，用水牛角刮痧板进行刮拭，以局部刮出痧点为止。腰背部和下肢部的穴位较多，包括肾俞、大肠俞、腰阳关、次髎、委中、委阳、阳陵泉、昆仑等穴，而且是我们人体肌肉比较丰厚的部位，刮痧的操作易于把握，患者也会感觉很舒服。

"小提示"——预防为主

● 平时注意不要累积损伤，腰痛了就注意要休息。

● 要有良好的坐姿，平时睡觉的床不要太软。长期坐着工作需要注意桌椅的高度，定期站起来活动一下，减轻对腰椎的压力，改变一下姿势。需要常弯腰工作的，应定时伸伸腰并配合平板支撑，时而做一下挺胸活动，最好使用宽一点的腰带。

● 加强腰背肌肉的训练和核心肌群的训练，尤其是长期使用腰围的患者，以防止长期依仗腰围而肌肉萎缩，带来不良后果。

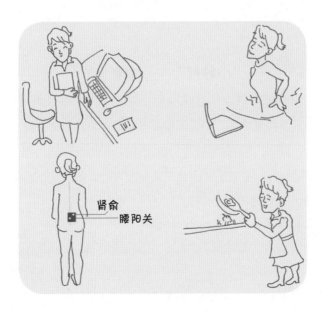

"小案例"——爱干净的周阿姨

周阿姨曾是一个非常爱干净的人，每天都把屋里屋外收拾得干干净净，可随着年龄的增加，腰痛的老毛病越来越重，一干活就加重，阴天下雨就更是难受。后来在儿女们的建议下，到针灸推拿门诊做了几次针灸和刮痧，原来腰上的疼痛感觉好多了，也不再那样地疼痛缠绵了。听医生说刮痧好掌握，自己在家里也能做，周阿姨就自己买了刮痧板，每天让家人帮自己刮。不到一个月，周阿姨可以抱自己的大孙子了。

"小妙招"——痛者为穴

在腰背部均匀涂抹红花油后，用水牛角刮痧板进行刮拭，以局部刮出痧点为度。腰背部本身有很多穴位，除此之外，中医还有一种说法，"痛者为腧"，也就是说，哪里疼哪就是穴位，中医也叫阿是穴。所有感觉明显疼痛的地方可以多刮几下。如果牵连着腿痛，可以在腿上明显疼痛的地方刮痧。慢性腰痛迁延不愈，采取阿是穴可以有效减轻疼痛。

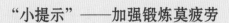

"小提示"——加强锻炼莫疲劳

● 平时加强体育锻炼，但要做好准备活动，且不要做剧烈的运动。要注意劳逸结合。

● 不要随意睡在潮湿的地方。根据气候的变化，随时增添衣服，出汗及淋雨之后，要及时擦干身体并更换衣物，注意对腰部的保暖。

● 如弯腰过久，或桌子较低，要不时地更换姿势，并站起来走一下。

● 最好睡硬板床，在木板上加一张大约 10cm 厚的软垫即可，保护好腰椎的正常生理曲度。

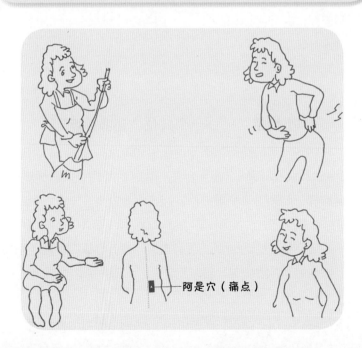

阿是穴（痛点）

38 坐骨神经痛

"小案例"——小伙子的老年病

小张是一位 20 岁刚出头，前年来到城里工地打工的农村小伙子，活泼开朗，很受工友们的欢迎。但是在工友们眼中，他年纪轻轻的却是个老年病号。原来小张是个非常能干的小伙子，干活舍得花力气，经常是汗流浃背，由于平素体格很好，自己也不在意身体。但由于工地上条件比较简陋，穿的衣服不能及时换洗，住的地方有时又难免潮湿，所以年纪轻轻却得了一个腿疼的毛病。疼起来臀部、大腿后侧连同小腿踝关节后侧像针扎一样，干起活儿来一活动疼痛就会加剧。后来在工友们的强烈建议下，到当地针灸推拿门诊做了几次针灸和刮痧，自己感觉好多了，原来牵扯到腿部的疼痛基本消失，小腿也不麻了。后来干脆自己买了刮痧板，每天晚上休息前让工友们帮自己刮。不到两周，小张又活蹦乱跳了。

"小妙招"——一个穴位"还我跳跃"

在疼痛一侧的腿部和同侧的腰部均匀涂抹红花油，用水牛角刮痧板刮，局部刮出痧点为度。刮痧的时候可以选择侧卧，让疼痛的一侧朝上，刮臀部的外侧，因为这里有一个穴位叫作"环跳"，顾名思义，就是还我跳跃的意思，是治疗腰腿痛和坐骨神经痛等非常重要的穴位。《针灸甲乙经》记载："腰胁相引痛急，髀筋瘈胫，胫痛不可屈伸，髀不仁，环跳主之。"可见环跳穴在古代医家心中的重要程度。

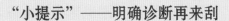

"小提示"——明确诊断再来刮

● 一定要注意，到正规医院门诊明确诊断之后再进行治疗。坐骨神经痛应注意与腰肌劳损、臀部纤维组织炎等臀部及大腿后部疼痛的疾病鉴别开来，一定遵医嘱。

● 坐骨神经痛确诊后应卧床休息，尽量睡硬板床。刮痧之余可以口服一些维生素 B 族营养神经的药物。

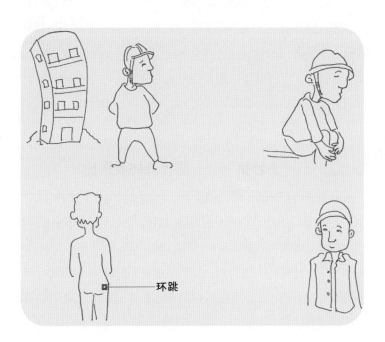

环跳

"小案例"——刚退休的刘大爷

作为一名老工人，刘大爷真的可以说是辛苦了一辈子。这回退休了本想好好享享清福。可是用刘大爷自己的话说，这一辈子忙都没忙出病来，这退休闲着倒闲出病来了。原来刘大爷退休后的工作无非是每天看看报，上下楼去买买菜，可是总感觉膝关节疼痛无力，走路或上下楼梯时疼痛就会加重，有时候连带腘窝和小腿，甚至踝关节也跟着凑热闹。老朋友都说他这是膝关节炎，不服老不行了，可是刘大爷可不想因这点小毛病影响了自己退休后的生活。于是他到针灸推拿门诊做了几次针灸和刮痧，感觉效果还挺不错，于是自己买了刮痧板，选取了阳陵泉、承山、梁丘、外膝眼、内膝眼、足三里等穴位置，每天晚上休息前让老伴帮自己刮。不到三周，刘大爷就又是健康人一个了。

"小妙招"——腿疼真的要医腿

在疼痛一侧的小腿和足部均匀涂抹红花油，用水牛角刮痧板刮，局部刮出痧点为度。小腿和足部主要分布着委中、阳陵泉、承山、梁丘、外膝眼、内膝眼、足三里、阴陵泉、厉兑和解溪等穴位，特别是小腿外侧，腓骨头前下方凹陷的阳陵泉和腘窝凹陷处的委中等穴位，这些穴位是重点刮拭的部位，要见到明显的痧点效果才好。

"小提示"——莫提当年勇

● 膝关节炎多见于中老年人,是一种随着年龄增长而出现的退行性病变。

● 预防膝关节炎还是要靠日常生活中养成好的生活习惯。

● 避免长时间保持一种姿势,也不要盲目地反复屈伸膝关节和揉按膝关节。

● 注意防寒湿,保暖,避免膝关节过度劳累。

● 尽量减少上下台阶等使膝关节屈曲负重的运动。

● 人年纪大了,即使不服老也要注意保养。

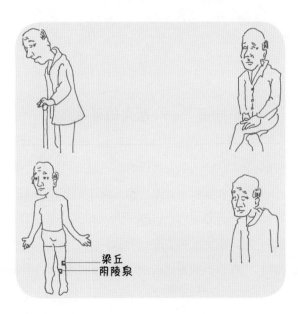

梁丘
阴陵泉

40 踝关节扭伤

"小案例"——喜欢宠物的林小姐

林小姐特别喜欢小动物，一天遛狗的时候不小心踩到了路边的一颗石子，崴了脚脖子。林小姐当时疼得坐在了地上，缓了好长时间才站起来，带着宠物狗一瘸一拐地走回家。第二天脚脖子又出现了肿胀，不敢活动，更不要说走路了。家人把她送到医院，还好只是软组织损伤，打了石膏托儿，让她带石膏托儿两周，可只带了一周，说什么她也不带了。把石膏托儿拆了，每天一瘸一拐的走路上班，结果不到三天，脚脖子又开始疼，迁延了近一个月也没见轻。后来在朋友的建议下，来到一家针灸推拿门诊，做了几次针灸和刮痧，感觉很好，于是自己买了刮痧板，每天晚上洗完脚后让家人帮着在内踝和外踝处刮一刮。不到两周，林小姐就又能每天快乐地带着她的宠物狗出去遛弯了。

"小妙招"——胆大的可放点血

由于踝关节外侧的软组织相对薄弱，所以踝关节扭伤多为外侧软组织受伤。刮痧一般会选择踝部内侧三阴交和太溪穴所在的区域，还有踝部外侧解溪、昆仑和丘墟穴所在的区域。一般取坐位或俯卧位，刮痧者用热毛巾擦洗病人被刮部位的皮肤，均匀地涂上刮痧介质，在刮拭部位进行刮拭，以刮出痧点为度。如果胆子足够大，可在外踝痛得比较明显的部位用酒精消毒，左手

80

"小提示"——不要急于活动

● 踝关节扭伤严重者需要进行石膏固定 3 ～ 6 周，拆石膏后可负重行走。要三个月至半年才可恢复体育活动。

● 踝关节扭伤一般均为意外损伤，没有一种有效的方法可以预防踝关节扭伤的发生。增强踝关节周围肌肉的锻炼，高危运动时佩戴相应的护具，熟练所进行活动的技术动作可以一定程度地防止踝关节扭伤的发生，或降低踝关节扭伤的严重程度。

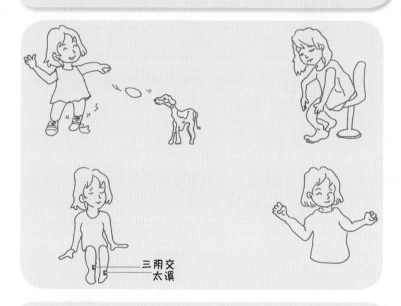

拇、食、中三指夹紧被刺部位，右手持消毒的三棱针，迅速刺入，随即将针退出，轻轻挤压针孔周围，使其出少量血，然后用消毒棉球按压针孔。

"小案例"——陈小姐的苦恼

陈小姐是一家网络公司的职员，一直有痛经的毛病，自月经来潮后开始，就出现下腹痛，每次都要持续 2～3 日，甚至更长的时间才能缓解。有时可牵连至腰部和大腿内侧。严重时还会出现恶心、呕吐、腹泻、头晕和乏力等症状，甚至有的时候会面色发白和出冷汗。去医院检查过，并没有什么实质的疾病。也看过中医，吃过中药，还用过一些偏方，但都不见什么起色。后来同事给她介绍了一家针灸推拿门诊，做了几次针灸和刮痧，症状有很大缓解，陈小姐喜出望外，没想到小小的刮痧板竟能解决困扰了自己多年的烦恼。于是自己买了刮痧板，尝试着在家里由家人帮自己在腰部和下肢来刮痧。林小姐慢慢感觉到每次月经期时自己的下腹部已经不再痛了。

"小妙招"——不要只关注腹部

虽然痛经表现的是小腹痛，但是真正用于刮痧的部位是在腰部和下肢部。先俯卧，在腰部肾俞和次髎穴所在的区域均匀涂抹红花油后，用水牛角刮痧板进行刮拭，以刮出痧点为止。再仰卧，在下肢部血海和三阴交等穴位所在的区域均匀涂抹红花油后，用水牛角刮痧板进行刮拭，也是以刮出痧点为止。腹部的气海、水道和中极等穴位处则用拇指揉法，以局部出现酸胀的感觉为度。如果有放血经验，还可以在下肢的太冲和大敦穴用小号三棱针进行点刺放血，效果会更佳。

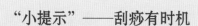

"小提示"——刮痧有时机

● 刮痧治疗要在每次月经来潮前 3～5 天，这样效果会更好。

● 注意饮食，饮食宜以清淡易消化为主，不宜吃得过饱；特别是年轻的女性，不要贪食生冷寒凉、酸涩和刺激性的食物。

● 日常生活中注意保暖，不要因为风度而忽略温度。

● 要保证足够的休息和睡眠，保持规律而适度的锻炼。

● 疼痛不能忍受时辅以药物治疗。

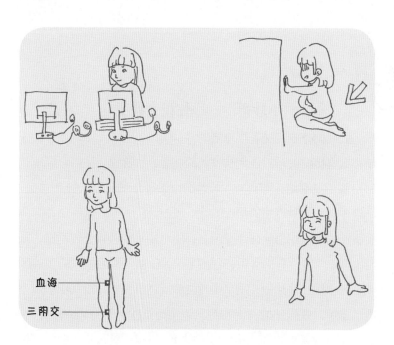

"小案例"——姜女士的母爱

当妈妈可以说是女人一生中最快乐的事情，可是极具母爱的姜女士在生下宝宝后不久就开始闷闷不乐。原来她发现自己产后乳汁分泌量很少，根本供不上宝宝吃，所有只能用奶粉来填补。后来经有经验的阿姨介绍，中医的针灸和刮痧可以起到一定的作用，又无毒副作用，就试了试，每天让妈妈帮自己刮一刮痧。效果还真的是意想不到得好，慢慢地姜女士发现自己的奶水已经可以够宝宝吃了。每次给宝宝喂奶时，她脸上的母爱都显露无遗。

"小妙招"——佐以食补更佳

乳汁的分泌与哺乳期母亲的精神情绪、营养状况、休息和劳动都有直接的关系。任何精神上的刺激，如忧虑、惊恐、烦恼和悲伤等不良情绪，都会减少乳汁分泌。鉴于哺乳期的特殊情况，刮痧不失为一种理想的治疗方法。先俯卧位，在背部肝俞和脾俞穴所在的区域均匀涂抹红花油后，用水牛角刮痧板进行刮拭，以刮出痧点为度。再仰卧位，在胸部天溪、膻中和乳根穴所在的区域均匀涂抹红花油后，用水牛角刮痧板进行刮拭，以刮出痧点为度。还可以在腹部的气海和关元穴用拇指揉，以局部酸胀为度。还可以在手部的少泽穴用小号三棱针进行点刺放血 3 ~ 5 滴。除

"小提示"——三分治，七分调

● 治疗此病，"三分治疗，七分调理"，重视和注意日常生活、饮食和精神等方面的调理，对缺乳的防治非常重要。要保证足够的休息和睡眠，保持规律而适度的锻炼。

● 养成良好的哺乳习惯。按需哺乳，勤哺乳。一侧乳房吸空后再吸另一侧，若未吸空，应将多余乳汁挤出。

● 早发现，早治疗，一般在产后15天内治疗效果较好。时间一旦过长，往往疗效不佳。

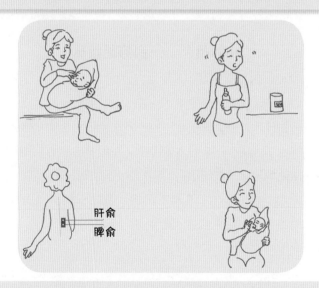

肝俞
脾俞

此之外，可选择食疗。以番木瓜为炖补的材料，番木瓜性平味甘，具有消食健胃、滋补催乳和舒经通络之功效，用于脾胃虚弱、食欲不振、乳汁虚少，在各民族中被广泛运用。

43 乳腺炎

"小案例"——初为人母的岳女士

岳女士刚当妈妈两个月，一直沉浸在为人母的幸福中。可时不时出现的乳房胀痛影响了她的心情。开始还只是乳房肿胀、触痛，皮肤微红，乳汁排泄不畅，有时会感觉怕冷，后来却伴有发热，甚至骨关节酸痛、胸闷和呕吐等症状。为了保证母乳对乳儿的安全，只用了一些清热解毒的中药，收到了一定的疗效。后来在有经验的婆婆的建议下，每天为她刮一刮痧。经过三周左右，岳女士已经忘记了乳腺炎的困扰，依然是一位幸福的母亲。

"小妙招"——刮痧配按摩

乳腺炎一般发生在哺乳期。发生的原因包括乳房发育期穿了过紧的乳罩，乳腺先天发育不完善；吃了刺激性的食物；心情抑郁焦虑；母乳过多，孩子吃不完，多次剩余的母乳发酵；或者不小心挤压了乳房。刮痧时先俯卧位，在肩背部的肩井和天宗穴所在区域处均匀涂抹红花油后，用水牛角刮痧板进行刮拭，以刮出痧点为度。再仰卧位，在胸部天突、乳根和膻中穴用拇指揉法，以局部酸胀为度。也可以刮一刮下肢足三里的部位。手部少泽和足部行间穴可用小号三棱针进行点刺，放血。此外，一般剖腹产的产妇下奶缓慢，哺乳初期奶水不足，需要及时开奶按摩。手法排奶时间每次应以 20 ~ 30 分钟，时间不要过长。先涂上液状石蜡或开塞露润滑皮肤，手指从乳房四周外缘滑向乳晕，数次后再上下提拉乳头，造成乳晕下局部负压，这样可达到类似婴儿吸吮的作用，效果较好。

"小提示"——注意预防

● 乳腺炎是可以预防的，也是应当预防的，这是产褥期妇女保健工作很重要的一部分。

● 防止乳汁瘀积，保持乳房局部的清洁，保持产妇的身心健康，保持情绪稳定，避免发怒生气。

● 定时哺乳，每隔2～3小时为宜。两个乳房交替喂乳，以防哺乳后两侧乳房不对称。

● 保持环境清净。产妇居室温度、湿度都要合适，一般以22℃～24℃为宜，室内空气要新鲜。

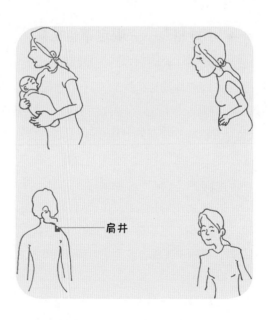

肩井

"小案例"——怕看书的田老师

田小姐是一所小学的语文老师，最近她的右侧下眼睑长了一个"针眼"，眼睑的局部红、肿、热、痛，长时间看书则更是难受。用了一些眼药水儿，也吃了一些消炎药，症状减轻了一些。后来有位热心的同事告诉她刮痧能治这个病。田老师抱着试试看的态度，在同事的指导下学习如何刮痧，每天晚上睡觉前让家人帮自己在上肢和手部刮一刮。几天之后，田老师看书工作已经不受影响了。

"小妙招"——喝点茶也祛病

人们生活中俗称的"针眼"实际上是眼睑的炎症，医学上称之为睑腺炎，是眼睑腺体的感染性病变。此病人人可以罹患，多发于青年人。刮痧是一种行之有效的治疗方法。让患者俯卧位，在颈部的风池、天柱穴，背部的身柱和肝俞穴，以及上肢部曲池和手部的合谷穴所在的部位均匀涂抹红花油后，用水牛角刮痧板进行刮拭，以刮出痧点为度。头部的攒竹、太阳、承泣、四白和行间等穴位所在部位可用拇指揉法，以局部酸胀为度。耳尖穴附近有红点的地方则可用小号三棱针进行挑刺。除此之外，刮痧之后喝一点菊花茶、决明子茶或者苦丁茶对睑腺炎也有很好的疗效。

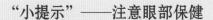

"小提示"——注意眼部保健

● 睑腺炎患者切忌揉眼睛，特别是夏天，细菌和病毒肆虐，眼部裸露在外，很容易受到细菌和病毒的侵袭。

● 切忌用手挤压，以免细菌进入血管可引起海绵窦血栓或败血症，导致生命危险。不良的用眼习惯是导致针眼的直接原因，平时不要经常用手去揉眼睛，游泳后要注意眼睛卫生。

● 避免过度疲劳用眼。

● 体质弱者要加强锻炼，增加营养饮食，增强抵抗力。

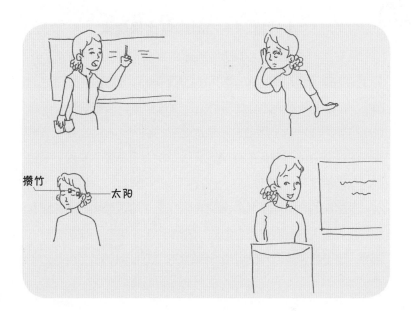

"小案例"——小明的理想

小明是一名高二的学生，明年就要高考了，进一所军校读书是他一直奋斗的目标。为此小明非常注意锻炼身体，特别是注意保护自己的视力。但是最近小明发现自己的视力有些下降，这让他心急如焚。后来经父母的朋友介绍，开始尝试刮痧的疗法，简便还节省时间。加上平时更注意用眼卫生，不到两周，他的视力得到改善，小明再也不担心自己的视力影响自己的理想了。

"小妙招"——刮痧堪比保健操

具有关报道显示，中国人近视眼的发病率高居世界前列。小学生近视率上升到近40%，初中生达到60%，而高中生已达到70%。传统中医学认为，过用目力，久视伤血，血伤气损，以致目中神光不能发越于远处，是导致近视的原因。真性近视一旦形成，治疗是一件很麻烦的事情。所以对视力下降要早发现、早治疗。刮痧治疗时，先俯卧位，在背部肝俞和肾俞穴，颈部的风池穴，手腕部的合谷和下肢外侧的光明穴所在的区域均匀涂抹红花油后，用水牛角刮痧板进行刮拭，以刮出痧点为度。面部的攒竹、睛明、瞳子髎和承泣穴位可用拇指揉法，以局部酸胀为度。

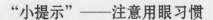

"小提示"——注意用眼习惯

● 一定要养成良好的用眼习惯，阅读和书写时保持端正的姿势，眼与书本应保持一尺左右的距离，走路、乘车或卧床时不要看书和手机。

● 学习和工作环境照明要适度，不在阳光照射或暗光下阅读或写字。

● 看书时间不宜过长，每40～50分钟，应休息10～15分钟，闭眼或向远处眺望数分钟或做眼保健操，防止眼睛过度疲劳。

● 定期检查视力，对验光确诊的近视，应佩戴合适的眼镜以保持良好的视力及正常的调节。

● 加强体育锻炼，注意营养，增强体质。

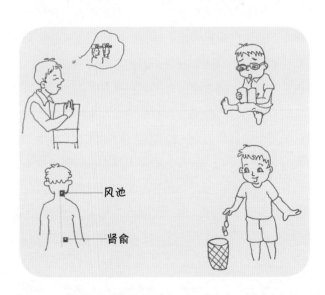

"小案例"——爱音乐的高老师

高老师从小就酷爱音乐，现在在一所中学当音乐老师。慢性咽炎一直困扰着她。经常感觉咽部有异物感、发痒、发干、灼热、微痛，有时还会出现声音粗糙和嘶哑，甚至有时还会咳嗽咳黏痰，而且每天早上起来症状会更严重。经热心同事介绍，开始尝试中医的外治疗法，慢慢感觉刮痧是一种心目中比较理想的疗法，简便节省时间，更主要的是不用老吃药。不到一个月的时间，高老师已经完全摆脱了慢性咽炎的困扰。

"小妙招"——揪痧也不错

慢性咽炎是常见的疾病之一，多见于成年人。病程长，症状顽固，较难治愈。受多种因素影响，如急性咽炎或急性扁桃体炎反复发作，长期鼻阻塞用口呼吸，龋齿，烟酒嗜好及不良生活习惯，有害气体刺激，全身疾病等。中医称慢喉痹。刮痧可取背部大椎、风门穴，上肢部曲池、合谷、尺泽、鱼际、少商穴，下肢部丰隆、太溪穴所在的区域，均匀涂抹红花油后，用水牛角刮痧板反复进行刮拭，以刮出痧点为度。手部的商阳穴严格消毒后用小号三棱针点刺。颈部的人迎和天突穴则可用揪法，以局部红紫为度。揪痧疗法非常灵活，根据病情，一般选择颈部和背部的一些部位。其另一个优点是可以自己给自己揪，故揪痧也是一种非

"小提示"——注意急性咽炎反复发作

● 首先要避免急性咽炎的反复发作。

● 平时要进行适当体育锻炼、保持规律的作息时间、不吸烟不喝酒、保持良好的心态，从而提高机体的免疫力。

● 少食辛辣刺激物。避免用嗓过度或大声喊叫，注意口腔卫生，坚持早晚及饭后刷牙。

● 纠正张口呼吸的不良习惯。

● 积极治疗可能引发慢性咽炎的相关疾病。尽量避免接触会引起慢性过敏性咽炎的致敏原。

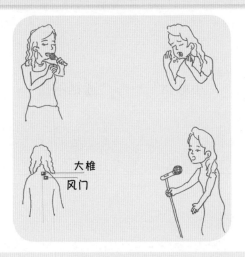

常实用的自我疗法。将中指和食指弯曲如钩状，蘸水夹揪皮肤，使局部出现痧点。显而易见，本法不需要任何器具，只需用手指即可。

47 鼻炎

"小案例"——李师傅的手艺

李师傅是本市小有名气的厨师，在一家市内比较有名的饭店工作。每天能看见来到饭店的顾客吃下他做的菜品，脸上露出满意的笑容时，也是他自己感觉最幸福的时刻。但美中不足的是，由于职业的原因，慢性鼻炎一直困扰着李师傅。经常感冒、打喷嚏、流鼻涕、鼻塞和头晕，有时甚至头痛。作为一名厨师，还离不开厨房的环境，有时真的是苦不堪言。跑了很多家医院，也吃过一些药，但效果都不是很理想。后来经朋友介绍，开始尝试刮痧的疗法，每天晚上让家人帮自己在头部、颈部和背部刮一刮，不到一个月的时间，李师傅再也不用忍受鼻炎的困扰了，顾客也觉得他的手艺越来越好了。

"小妙招"——"通则不痛"

鼻炎是一种较为常见的鼻部疾病，不仅会对我们的生活和学习造成巨大的影响，而且久治不愈也是非常让人纠结的，花费了大量的经历和金钱，最后的结果却让人心寒。久治不愈还有可能成为其他疾病的诱因，后果将会更加严重。刮痧治疗时，在头部百会穴，颈部风池穴，背部风门穴，上肢部曲池、手三里、合谷穴所在的区域均匀涂抹红花油后，用水牛角刮痧板刮拭，以刮出出血点为度。印堂穴可用拇食指挤按法。上星和迎香穴严格消毒后，可用小号三棱针进行点刺放血。如果鼻塞严重，还可按摩迎香穴，也可应用淡盐水冲洗鼻腔，呼吸就会畅通很多。

"小提示"——减少外界刺激

● 尽量戒掉烟酒，注意饮食和环境卫生，避免粉尘物等长期刺激。

● 不要长期使用鼻腔减充血剂，有可能会造成"药物性鼻炎"。

● 急性鼻炎要积极治疗，感冒鼻塞加重时，不可用力抠鼻，以免引起鼻腔感染。

● 加强体育锻炼，积极参加体育活动。

● 每遇气候变化，及时增减衣服。

● 尽量避免出入人群密集的场所，并注意戴口罩。

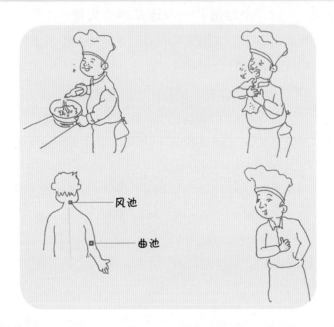

风池

曲池

"小案例"——让父母担心的小磊

小磊是一名二年级的小学生,是父母和老师眼中的好孩子。但是有一个毛病,有时候玩着玩着就会流鼻血,甚至不小心打个喷嚏也会流鼻血。去了很多家医院,并没有检查出来有什么实质的毛病,可这流鼻血的毛病就是不好。经小磊父母朋友的介绍,他们去了中医针灸门诊,试了针灸和刮痧的疗法,还真有效果。后来小磊的父母就自学了刮痧,每天晚上给小磊在后背刮一刮,一个月后,小磊的父母终于放心了。

"小妙招"——还是那个大椎

一般来说,感冒的时候也会出现流鼻血的现象,这是因为感冒会使得鼻黏膜的抵抗力降低,加上感冒的症状,比如鼻塞、流鼻水、鼻脓等会使患者做出一些直接伤害到鼻黏膜的动作。在颈部大椎穴所在的区域均匀涂抹红花油后,用水牛角刮痧板反复进行刮拭,以局部刮出痧点为度。还可以取面部的迎香和手部的合谷穴,采用拇指揉法,以局部酸胀为度。另外还可取二间穴,严格消毒后用小号三棱针进行点刺放血,放出 3 ~ 5 滴血为度。出血时可用手指捏紧双侧鼻翼或将出血侧鼻翼压向鼻中隔 10 ~ 15 分钟,也可用手指横行按压上唇部位,冷敷前额和后颈部。患者在家中发生鼻出血可采取此方法。

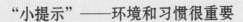

"小提示"——环境和习惯很重要

● 保持房间的安静和清洁，温度和湿度要适宜。室内保持空气清新，适当开窗通风换气，室内温度宜保持在18℃～20℃。

● 儿童鼻出血患者应纠正患儿挖鼻、揉鼻和好奇放置异物等易导致黏膜损伤的不良习惯。

● 老人平日活动时注意动作要慢，勿用力擤鼻。

● 饮食要进一些易消化软食，多吃水果蔬菜，忌辛辣刺激饮食，并保持大便通畅，便秘者可给予缓泻剂。

● 老年性鼻出血患者多伴有高血压、冠心病、支气管炎等，应定期防治原发病，必须针对病因进行相应的治疗，观察病情变化，并及时到医院就诊。

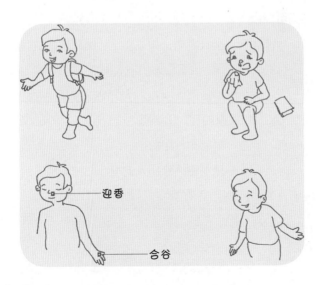

"小案例"——乐观的小刘

小刘是师范大学大四的学生，他大学的这几年经常受到耳鸣的困扰。总是自觉两侧耳朵听到一种声响，如蝉鸣，又如水涨潮声，声音时大时小，在安静环境中感觉更明显，影响了正常的听力。小刘也多次去过医院，但是治疗的效果不是很理想。后来经同学建议，去针灸门诊做了针灸和刮痧，症状有了一些缓解。后来感觉刮痧是一种简便有效的治法，就自己买了刮痧板，每天晚上睡觉前让同学帮着在足部刮一刮，大约2个月后，耳鸣就消失了。

"小妙招"——头病可医脚

耳鸣可能由多种原因引起，如过度疲劳及睡眠不足；情绪紧张焦虑；耳部疾病；全身疾病：如高血压、糖尿病、贫血、营养不良；还有就是用了耳毒性药物如"庆大霉素""链霉素"或"卡那霉素"等。刮痧时取足部太溪穴，均匀涂抹红花油后，用水牛角刮痧板反复刮拭，以局部刮出痧点为度；还可以取头部的角孙、耳门、听宫、听会、翳风穴，用拇指揉法；还可以配合点按，以局部酸胀为度。从心理上要消除病人的担心，要置身于声音充实的环境中，主动接触自然界的声音，争取与耳鸣共处。尽力消除耳鸣引起的心理反应，抑制消极情绪，并树立耳鸣一定可以治好的信心。

"小提示"——功在平时

● 烟酒对听神经有毒害作用，尤其是香烟中的尼古丁进入血液，能使小血管痉挛，血液循环缓慢，黏度增加，造成内耳供血不足，从而促发耳鸣。

● 多食含锌、铁、钙等微量元素丰富的食物，从而有助于扩张微血管，改善内耳的血液供应，防止听力减退。少食过甜、味重的食物，防止动脉硬化产生内耳缺血。

● 平时要多锻炼，合理的锻炼可促进全身的血液循环，加强内耳血液供应，延缓器官衰老。保持良好的心态，避免过度疲劳或精神紧张。

● 用药之前应仔细阅读药品说明书或向医生、药师询问是否有耳毒性，否则药物经过血液循环进入内耳，破坏内耳的新陈代谢，使毛细血管变性坏死。

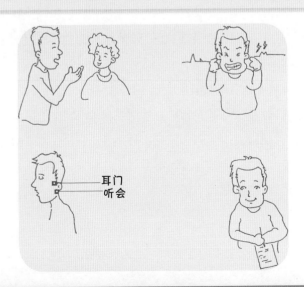

"小案例"——爱运动的小健

小健是一名高二的学生，特别喜欢运动，尤其喜欢篮球，下个月就是一年一度的校篮球赛，是所有喜欢篮球的男生翘首以待的日子，可小健却怎么也高兴不起来，因为他的牙痛又犯了。经同学建议，用了刮痧的疗法，症状有所缓解。于是就自己买了刮痧板，每天有时间的时候就让同学帮着在胳膊上刮一刮。大约1周后，小健又能潇洒地驰骋在篮球场了。

"小妙招"——远近配合

牙痛是日常生活中最常见的病之一，疼起来是非常影响工作和生活的。牙痛的病因有很多，如龋齿、牙髓炎、牙外伤和长智齿等，此外，流感、三叉神经痛、高血压和心脏病等，有时也会引起牙痛。刮痧时，取背部的厥阴俞和上肢部的温溜穴所在的区域；点揉手部合谷、三间，面部人中、下关、翳风、颊车、内庭穴。放痧穴可选面部颊车及足部内庭穴。病人取坐位，术者用热毛巾擦洗病人被刮部位的皮肤，然后在施术的穴位上均匀地涂上红花油后，用水牛角刮痧板直接接触患者皮肤，在体表的选定部位反复进行刮拭，至皮下呈现痧痕为止。颊车、内庭穴位严格消毒后用小号三棱针进行点刺。

"小提示"——注意口腔卫生

● 勿吃过硬的食物，少吃过酸、过冷、过热的食物。保持大便通畅。睡前不吃糖、饼干等淀粉之类的食物。发现蛀牙，及时治疗。

● 注意口腔卫生，养成"早晚刷牙，饭后漱口"的良好习惯。要应用"横颤加竖刷牙法"。刷牙时要求运动的方向与牙缝方向一致。这样可达到按摩牙龈的目的，又可改善牙周组织的血液循环，减少牙病所带来的痛苦。

● 宜多吃南瓜、西瓜、荸荠、芹菜、萝卜等清胃火及清肝火的食物，忌酒及热性动火食品。

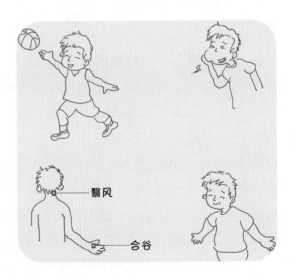

"小案例"——不想去幼儿园的聪聪

聪聪今年四岁了，现在上幼儿园的小班，在班里挺受小朋友们欢迎的。但是最近聪聪一直吵着不想去幼儿园，聪聪的父母和幼儿园的阿姨沟通后，知道了真相。果然不出聪聪父母所料，聪聪是因为尿床而不愿去幼儿园。聪聪的父母早已发现，晚上睡觉时聪聪经常会遗尿，原来只是认为只有晚上才这样，没想到午睡的时候也会出现这样的情况。聪聪的父母真的有点犯愁了。要说也不算大毛病，可是怕影响孩子心理的健康成长。后来经朋友建议，用了刮痧的疗法，症状真的有所缓解。后来聪聪的父母学会了刮痧，每天给聪聪刮一刮，大约三周后，聪聪又自己吵着要去幼儿园了。

"小妙招"——背部穴位为主

一般情况下，孩子在 3 ~ 4 岁开始控制排尿，如果 5 ~ 6 岁以后还经常性尿床，每周 2 次以上并持续达 6 个月，医学上就称为"遗尿症"。小儿遗尿以夜间遗尿最常见，有半数每晚尿床，甚至每晚遗尿 2 ~ 3 次。白天过度活动、兴奋、疲劳或躯体疾病后往往遗尿次数增多，日间遗尿较少见。遗尿患儿常常伴夜惊、梦游、多动或其他行为障碍。刮痧时选背部肾俞、次髎和膀胱俞，上肢部的尺泽，下肢部的足三里和三阴交穴所在的区域，均匀涂抹红花油后用水牛角刮痧板反复进行刮拭，以出现痧点为度，

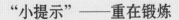
"小提示"——重在锻炼

● 鼓励孩子在每次排尿中间中断排尿，自己从 1 数到 10，然后再把尿排尽，这样能训练并提高膀胱括约肌控制排尿的能力。

● 白天让孩子多饮水，当有尿意时，让他忍住尿，每次忍尿不超过 30 分钟，每天训练 1 ~ 2 次，使膀胱扩张，增加容量，从而减少夜间排尿的次数。

● 在晚间经常尿床的时间，提前半小时用闹钟结合人为将其叫醒，让其在室内来回走动，或者用冷水洗脸，使其在神志清醒状态下把尿排尽，目的也是有助于建立条件反射。

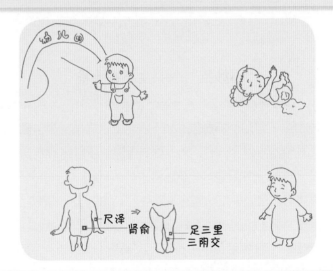

腹部气海、关元和中极穴可用拇指揉法，下肢部三阴交和太溪穴严格消毒后可用小号三棱针点刺放血。

"小案例"——刘阿姨的担心

刘阿姨是一名退休的中学老师，和老伴儿平时没什么事儿，帮着女儿和女婿照顾着外孙子。外孙子刚刚两周岁多一点，活泼可爱，一家人是其乐融融，羡煞旁人。但令刘阿姨不安的是一旦有流行感冒，外孙子就会"摊上"，而且一感冒就会高烧。还会出现食欲不振、咳嗽、鼻塞流涕和打喷嚏等症状。有时候体温可达 40 ℃以上，这时孩子会烦躁不安，鼻部和咽部会出现红肿。孩子太小，老是打针吃药副作用太大。经一位老朋友介绍，一家人开始尝试用刮痧的方法，没想到效果还真不错。自从学会了刮痧，刘阿姨再也不用为外孙发烧而担心了。

"小妙招"——主要在大椎

小儿正常体温一般为肛温 36.5℃～37.5℃，腋温 36℃～37℃。腋温比口温（舌下）一般低 0.2℃～0.5℃，肛温比腋温高 0.5℃左右。若腋温超过 37.4℃，且一日间体温波动超过 1℃以上，可认为是发热。所谓高热是指腋温 39.1℃～40℃。3 岁以内的婴幼儿发高烧时应首先采用物理降温方法，不妨配合刮痧的方法。在背部大椎穴和上肢曲池穴所在的区域均匀涂以红花油后，可用中食指揪法，印堂穴用食中指挤法，以局部红紫为度。在颈部风池，背部风门，前胸，手部合谷穴及前臂后外侧，踝部复溜穴所在区域处，用水牛角刮板反复进行刮拭，以刮出痧点为度。少商和大椎穴严格消毒后可用小号三棱针进行点刺放血。

"小提示"——摒弃错误常识

● 手法一定要轻柔，以免擦破皮肤。

● 小儿的衣着要凉爽，切忌错用捂被子发汗的办法，这是一个错误的常识。

● 居室要通风良好，必要时可开电风扇，千万不可关窗闭户不让孩子见风。

● 鼓励饮水，保持小儿的口舌滋润，小便通畅。

● 注意营养，可多吃点水果，尤其西瓜，既能补充水分、糖分和维生素，又能清热。

● 注意大便通畅。

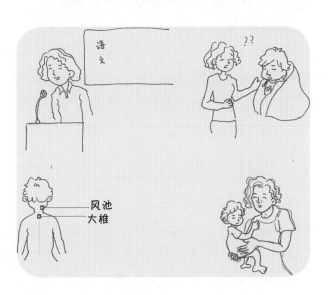

"小案例"——疲倦的董女士

董女士的儿子还不到两周岁，是她和老公的心肝宝贝。儿子有一个经常腹泻的毛病，一旦腹泻每天排便数次，甚至十余次，便稀薄呈黄绿色，有时还有少量黏液，甚至有时伴有不消化的乳食。医院说这是小儿消化不良，对症治疗，可是一直没去根儿。老吃药又怕引起不必要的副作用，想起这些董女士真的感觉疲倦了。后来经过一位有经验的朋友介绍，开始尝试用刮痧的方法，效果还真见效。经过近 1 个月的尝试，董女士是真的放心了。

"小妙招"——既要刮痧也要揉

小儿腹泻除了感染以外，有很大的内在原因。婴幼儿时期，孩子免疫功能较差，血液和胃肠道中的免疫球蛋白均较低，胃肠屏障功能较弱，对感染因素防御功能差。还有消化系统发育不成熟。神经系统对胃肠道调节功能较差，不易适应食物的质和量，且生长发育快，营养物质的需要相对较多，胃肠道负担较大，消化功能经常处于紧张状态，易发生消化功能紊乱。另外，饮食因素、气候因素和过敏也是引起小儿腹泻的重要原因。刮痧时一般取背部身柱、大肠俞和下肢部足三里穴所在的区域，均匀涂抹红花油后，用水牛角刮痧板反复进行刮拭，以局部刮出痧点为度。腹部的中脘穴、天枢穴和气海穴用拇指揉法，以局部酸胀为度。足部公孙穴严格消毒后可用小号三棱针进行点刺。

"小提示"——进食要少

● 鼓励进食，但注意少食，能保证能量供给即可。

● 注意卫生管理，培养良好的卫生习惯。

● 流行季节应注意消毒隔离，注意气候变化。

● 不要滥用抗生素。

● 注意臀部护理，防治尿布疹和臀部感染。

● 腹泻和脱水严重者，一定要遵医嘱。

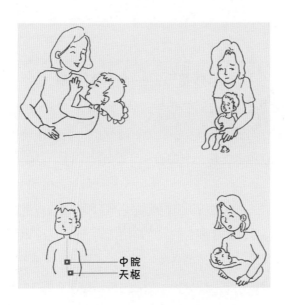

中脘
天枢

"小案例"——李女士的黑眼圈

李女士是一个非常爱美的女生，可自从有了孩子，感觉自己的容颜真是每况愈下。李女士的女儿刚过百天，可以看得出和李女士一样的漂亮，但是白天能安静入睡，一到晚上就啼哭不安，轻则时哭时止，甚则通宵达旦，可想而知，李女士每晚都睡不好，有时甚至整夜不眠，黑眼圈是在所难免了。去医院看过，没发现孩子有什么实质的毛病，大夫的建议就是注意护理。后来也是经过一位有经验的朋友介绍，开始尝试用刮痧的方法。大约2周之后，李女士的女儿夜间已经很少哭了，朋友发现李女士的黑眼圈也渐渐变淡了。

"小妙招"——刮痧配按摩

夜啼是婴儿时期常见的一种睡眠障碍。孩子一般不会无缘无故地哭，如果他哭个不停，一定是不舒服的原因。如果没有实质的病症，可以选择刮痧的治法。在背部身柱、心俞、肾俞穴，下肢部足三里穴所在的区域均匀涂抹红花油后，用水牛角刮痧板反复进行刮拭，以局部刮出痧点为度。腹部中脘穴可用拇指揉法，以局部酸胀为度。手部中冲穴严格消毒后可用小号三棱针进行点刺。除此之外，还可按摩百会、四神聪、脑门、风池穴，由轻到重，交替进行。患儿惊哭停止后，可继续按摩2～3分钟，效果也很理想。

"小提示"——细心找原因

● 手法要轻柔，平时要令其睡在安静之处。不可将婴儿抱在怀中睡眠，不要通宵开灯，养成良好的睡眠习惯。

● 要注意寻找原因，如饥饿、过饱、闷热、寒冷、虫咬、尿布浸渍、衣被刺激等，除去引起啼哭的原因。

● 要注意防寒保暖，但也不要衣被过暖。

● 哺乳期妇女不可过食寒凉及辛辣热性食物。

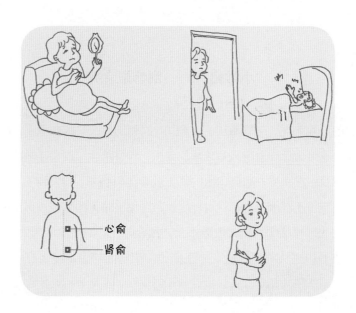

"小案例"——细心的张老师

张老师是一所幼儿园小班的老师，每天免不了要哄孩子们午睡。班里面有三十几个小朋友，哄起来还真不是件简单的事儿。即使是这样，张老师还是一点也不马虎，把每个小朋友都尽量照顾好。有一段时间，细心的张老师发现，一个叫萱萱的女孩每次午睡起来枕头边都会湿一片，肯定是睡觉时流了口水。后来她又向萱萱的父母求证，果然萱萱有睡觉流口水的毛病。热心的张老师告诉萱萱的父母一个方法，就是刮痧，萱萱的父母欣然接受。每天晚上在萱萱的背部刮一刮，两周左右之后，张老师已经看不到萱萱睡过的枕头被弄湿了。

"小妙招"——刮痧配食疗

小儿流涎也就是流口水，是指口中唾液不自觉从口内流溢出的一种病症。一般来讲，1岁以内的婴幼儿因口腔容积小，唾液分泌量大，加之出牙对牙龈的刺激，大多都会流口水。随着生长发育，在1岁左右流口水的现象就会逐渐消失。如果到了2岁以后宝贝还在流口水，就可能是异常现象。常见的有宝贝患口腔溃疡或脾胃虚弱，则会流涎不止。刮痧时孩子取坐位或俯卧位，用热毛巾擦洗背部脾俞穴所在部位的皮肤，均匀地涂上红花油后，用水牛角刮痧板直接接触孩子的皮肤，在体表的选定部位反复进行刮拭，至皮下呈现痧痕为止。承浆穴可用食指揉，中脘和

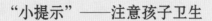

"小提示"——注意孩子卫生

● 平时要注意孩子口角的卫生。

● 注意护理好宝宝口腔周围的皮肤，每天至少用清水清洗两遍。让宝宝的脸部、颈部保持干爽，避免患上湿疹。

● 不要用较粗糙的手帕或毛巾在宝宝的嘴边抹来抹去，容易损伤皮肤。要用非常柔软的手帕或餐巾纸一点点蘸去流在嘴巴外面的口水，让口周保持干燥。

● 小儿流涎多因脾胃虚弱，但要排除脑瘫、先天性痴呆等疾病。

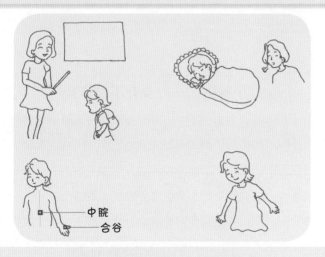

合谷穴可用拇指揉，以局部酸胀为度。另外可将绿豆、苦瓜、薏米和大米分别洗净，放入锅中一同煮成粥，放凉后给患儿食用，效果也很不错的。

"小案例"——身体单薄的小博

小博今年 6 岁，马上要上小学了。小博的爸爸妈妈并不担心小博的学习，但是一直担心小博的身体。因为小博从能吃饭开始，一直到现在，饭量都很小，有时候甚至就是不吃饭，只是吃一些零食就完了，所以和同龄的小朋友比起来，身体一直很单薄。也去医院检查过，没有什么实质的毛病，但有点轻微地营养不良，医生建议给孩子养成良好的就餐习惯。可无论怎么劝，小博就是不爱吃饭。后来小博父母的朋友建议用用刮痧的方法，试了之后感觉效果真不错。一个月左右之后，小博的父母发现小博吃饭越来越香了，单薄的身体也慢慢开始见胖了。

"小妙招"——食补不如体补

小儿厌食症是儿科常见病、多发病，1～6 岁小儿多见，且有逐年上升的趋势。严重者可导致营养不良、贫血、佝偻病及免疫力低下，出现反复呼吸道感染，对儿童生长发育、营养状态和智力发展也有不同程度的影响。对于此症，刮痧不失为一种理想的疗法。刮痧时，主要选背部的脾俞、胃俞和大肠俞，腹部的中脘和下肢部的足三里穴所在的区域均匀地涂上红花油后，用水牛角刮痧板直接接触患者皮肤，在体表的选定部位反复进行刮拭，至皮下呈现痧痕为止。手部的四缝穴局部消毒后用三棱针点刺各穴，挤出少量血液。除此之外，适当增加孩子的活动量，可使胃

"小提示"——良好的进食习惯很重要

● 少给孩子买零食和高热量饮料，一定争取让孩子定时进食。

● 合理选择食谱，做到粗细、荤素搭配，让孩子吃杂、吃全；让孩子吃遍各种品种，纠正孩子的偏食习惯。

● 给孩子创造一个安静愉快的进食环境，决不能在孩子吃饭时训斥孩子。

● 当孩子突然改变环境和生活习惯时，家长应帮助其逐步适应新的环境和新的生活习惯。

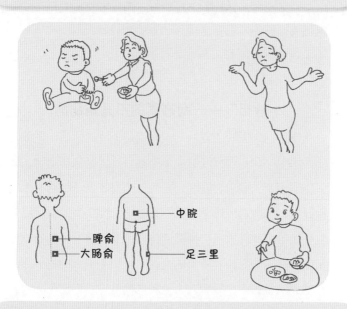

肠蠕动加快，消化液分泌旺盛，食欲增加，增强胃肠道消化和吸收功能，这样孩子才会吃饭更香。

"小案例"——爱面子的范先生

范先生是一家贸易公司的白领，最近一次与客户在海鲜馆吃完饭后，范先生觉得有点不舒服，就直接打车回家了，由于喝了点酒，再加上有点疲劳，也没有洗澡，直接上床睡觉了。第二天清早起来，发现自己的身上起满了风疹块，浑身痒，还伴有恶心、头痛、头胀和腹泻等症状。看了医生后，说是荨麻疹，吃了一些药，症状减轻了，可是反反复复，半个月都没好利索。后来到中医门诊去看，用了针灸和刮痧的方法，效果还真不错。于是范先生自学了刮痧，并教会家人给自己刮。不到半个月，范先生又恢复了往日的绅士风度。

"小妙招"——刮痧真的不只是刮的

荨麻疹的病因较为复杂。内因就是个体的体质，多数为过敏体质，体内存在不同程度的免疫紊乱。外因则包括食物、环境因素、物理因素、寒冷、温度、阳光、药物等。一些感染性疾病如慢性肝炎、慢性扁桃体炎，以及某些全身性疾病如内分泌紊乱等，也可能使人体释放出一些炎性物质，从而诱发荨麻疹，甚至精神紧张都有可能导致荨麻疹的光顾。可以用虚掌拍打或用刮痧板拍背部风门、肝俞、肩髃穴，上肢部曲池穴、手部鱼际穴，点揉风池；拍下肢部委中、阳陵泉、血海、足三里、三阴交。另外，枸杞和大枣等可以提高身体的免疫功能，平时可以代为茶饮，有很好的辅助效果。

"小提示"——良好进食习惯很重要

● 力求找到引起发作的原因，并加以避免。

● 如果是感染引起者，应积极治疗感染病灶。

● 药物引起者应停用过敏药物。

● 食物过敏引起者，找出过敏食物后，不要再吃这种食物。

● 如寒冷性荨麻疹应注意保暖，接触性荨麻疹减少接触的

机会。

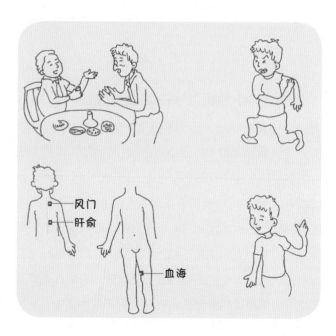

"小案例"——小丽的笑容

小丽是一名高二的学生，学习很用功，性格也很开朗，同学们都喜欢脸上每天都挂着笑容的她。但是最近细心的同学发现，小丽没有以前爱笑了。原来和很多同学一样，小丽的脸上长了很多青春痘，让她很苦恼。有时候会很痒，可又不敢挠，不敢挤，怕以后留瘢痕，很是影响心情。后来听同学说到刮痧的疗法，小丽也想学了，每天回家让妈妈帮着刮，没想到效果还是很不错的。不到三周，小丽的青春痘就少了好多，同学们又看到了小丽脸上的笑容。

"小妙招"——纯绿色疗法

痤疮也称为青春痘，面部痤疮就是脸上长青春痘，这是一种常见的皮肤病，一般多见于 20 岁左右的青年，当然面部痤疮并没有年龄限制。痤疮有很多种类型，严重的还会化脓。所以应该积极治疗。刮痧时主要选背部肺俞和肾俞，上肢部曲池和合谷，下肢部足三里、丰隆和三阴交等穴位所在的区域，均匀涂抹红花油后，用刮痧工具直接接触患者皮肤，在体表的特定部位反复进行刮拭，至皮下呈现痧痕为止。还有一个办法，把芦荟的叶子用刀切开，把里边的汁液挤出来涂在有痤疮的部位，坚持用一周，效果显著。

"小提示"——重在调理

- 治疗期间要禁食辛辣食品，多饮水。

- 多食蔬菜和水果，要保持消化功能正常，防止便秘。

- 保持愉快而乐观的心情，保证足够的睡眠时间。

- 严禁用手挤压面部的痤疮，特别是三角区。

- 不要用含油脂多的化妆品。

- 保持面部清洁，不使用偏碱性的洁面剂。

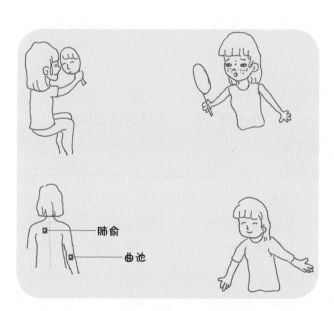

肺俞

曲池

"小案例"——爱出汗的小东

小东是一名出租车司机，每天待在出租车里，难免会出汗。而自己和乘客下车开关车门，又不可避免受到寒热刺激。最近由于疲劳，没有注意及时地更换衣物，身上起了湿疹。有时候会很痒，免不了用手抓挠，有时则会越抓越痒，每天还要坚持开车，真是苦不堪言。后来用朋友推荐的刮痧疗法，每天回家让家人帮着刮一刮，没想到效果还真的很明显。不到两周，小冬又能舒舒服服地在路上哼着歌开出租车了。

"小妙招"——间接刮法治湿疹

湿疹是一种会反复发作的皮肤病，不具有传染性。发病原因有精神紧张、过度劳累、失眠、忧郁、情绪剧烈波动，使自主神经功能紊乱，神经受到损伤；食用辛辣等食物过敏及物理因素，或皮肤表面的细菌感染等。刮痧治疗时一般取背部的大椎、肺俞、肝俞、脾俞和肾俞，上肢部的曲池和合谷，下肢部的血海、阴陵泉、足三里和三阴交等穴位所在的区域，先在病人将要刮拭的部位放一层薄布，然后再用刮拭工具在布上刮拭，称为间接刮法，以局部刮出痧痕为佳。

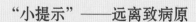

"小提示"——远离致病原

● 避免接触自身可能的诱发因素。

● 避免各种外界刺激，如热水烫洗，过度搔抓、清洗及接触可能敏感的物质如皮毛制剂等。并注意少接触化学成分用品，如肥皂、洗衣粉、洗涤精等。

● 避免食用可能致敏和刺激性的食物，如辣椒、浓茶、咖啡、酒类。

● 切不可乱用药。

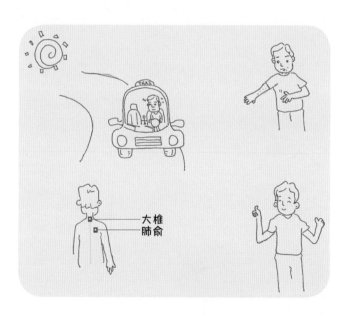